対話する医療

人間全体を診て癒すために

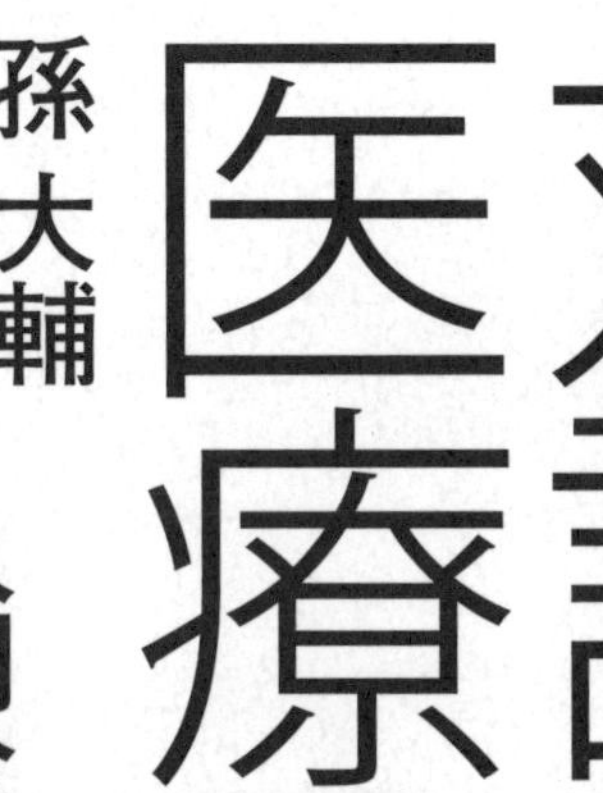

孫 大輔
Son Daisuke
東京大学大学院医学系研究科講師
家庭医

さくら舎

はじめに

「対話（ダイアローグ）」という言葉に私が出会ったのは、2010年のことです。当時、家庭医として働く傍《かたわ》ら、「みんくるカフェ」という市民や患者との「対話」の会を始めることにしたのです。診察室の中ではなかなか来院者の話をゆっくり聴くことができない。それなら、例えば街中のカフェなどで、ざっくばらんに医療や病気のことについて「対話」できる場があったらどうだろう。そんなことを考えていたときに「議論」とも「会話」とも異なる、「対話」という新しいアプローチを学んだのがきっかけでした。

元々、腎臓《じんぞう》内科医だった私は、慢性腎臓病や血液透析《とうせき》を受ける患者を多く診《み》ていました。腎臓に障害をもつ人は、全身のさまざまな症状に苦しみ、多くの人はうつや不安といった精神症状を抱《かか》えています。私が当時、腎臓専門医としてぶつかった壁とは、腎臓病の人の苦痛を緩和《かんわ》し、全身をバランスよく診るためには、生物医学的治療とは別のアプローチが必要ではないだろうかということでした。患者の言葉に真摯《しんし》に耳を傾《かたむ》け、双方向の「対話」を大事にしながら、「人間全体」を診るような医療はないのだろうか……。そうして、当時の私が行き着いた一つの答えが

「家庭医療」でした。

家庭医になるため、私は大学卒業後9年目から再研修を始めました。地域の病院や診療所で勤務しながら、「人間全体」を診る家庭医療のアプローチを学んでいきました。そうして、再研修を始めて数年経《た》った頃、私は再び、別の障壁《しょうへき》にぶつかることになりました。それは、診察室における患者とのコミュニケーションにおける限界でした。多くの患者が押《お》し寄《よ》せ、一人にかける時間が限られている。そもそも白衣《はくい》を着た医師に対して患者は本音を話せていないのではないか。もっと自由な形で、対等に近い関係性でコミュニケーションをとることはできないのか……。それが「対話カフェ」という活動につながったきっかけでした。

その後、手伝ってくれる仲間も増え、東京での対話カフェ――「みんくるカフェ」を定期的に開催できるようになりました。また、この対話の活動を全国に広めるための研修もスタートしました。おかげで、みんくるカフェは全国20ヵ所以上で開催されるようになり、その他にも、認知症カフェや、介護関係の対話カフェなど、医療・介護・福祉分野における「対話」活動がとても盛んになりました。また、フィンランドの「オープンダイアローグ」という、精神疾患《しっかん》の患者を癒《いや》すための画期的な対話アプローチにも出会いました。

しかし私は、再び新たな限界を感じるようになりました。それは、対話カフェや健康・医療の会に来る人は、もともと健康意識が高い人なのではないだろうか、そもそも健康や医療に関心の低い人たちにもアプローチする方法はないものだろうか、ということでした。

そこで始めた取り組みが、地域コミュニティに根《ね》ざしたプロジェクト「谷根千《やねせん》まちばの健康プロジェクト」、通称「まちけん」です。これは、東京の「下町」である谷中《やなか》・根津《ねづ》・千駄木《せんだぎ》（谷根千）の地域資源を活かして、楽しみながら健康につながる取り組みを行うものです。銭湯《せんとう》や古《こ》民家《みんか》、お寺など、地域の「パワースポット」的な場所で、楽しみながらできる活動を増やすことで、健康にあまり関心のない人に対しても自然にアプローチできるのではないか、という考えに基《もと》づいています。地域の人々と「対話」しながら、人の「つながり」に注目して、人間全体の健康を高めるような活動を続けています。

そして今、私は一体何をしているのかというと、大学で医学生の教育をやっています。家庭医としての勤務も非常勤で続けていますし、みんくるカフェや地域活動も行っていますが、本業は「医学教育」です。良い医師を育てるための教育という、これも大変重要な仕事です。ここでも「対話」する教育がキーワードです。対話は、相手への尊重と共感を生み出します。患者と「対話」し、患者に「共感」するためのコミュニケーションをいかに育《はぐく》むのか。人工知能が普及《ふきゅう》していく未来の医学教育は、このような「ヒューマン」な部分にますます焦点《しょうてん》が当たると感じています。

この本は、そうした私の人生の旅路で考え、実践してきたことを、「対話（ダイアローグ）」というキーワードでまとめたものです。第1章は、患者や家族との「対話」を大事にする医師である「家庭医」が行う医療とはどんなものかを説明しています。第2章は、医療コミュニケーションにおいて、患者と医師の「対話」がなぜ重要なのか、「対話」によって病気が回復するアプローチ（オープンダイアローグ）などについて書かれています。第3章は、人間同士の「つながり」がいかに健康を高めるのか、人の集合体である「地域（コミュニティ）」に関連した内容となっています。そして第4章は、患者にとっての「良い医師」とは何か、「対話する医療」を実践する医師をどう育てるか、という医学教育の話です。

この本が主な対象としているのは、社会一般の方々です。医療についてまったく詳しくない方、「対話」という言葉に興味をもった方、カフェで珈琲を飲みながら話をするのが好きな方……、どんな方にでも読みやすいように、できるだけわかりやすい言葉を使って書いたつもりです。中高生からご年配の方まで理解できる内容になっています。そして、医療について書かれた本なのに、ときどき、下町と銭湯《せんとう》の話が出てきたり、ドストエフスキーの『カラマーゾフの兄弟』の話になったり、映画や演劇の話になったりして、一風変わった本に見えるかもしれませんが、いたって真面目な内容なのです。

基本的には、どの章のどの節から読み始めても理解でき、楽しめる内容になっていますので、気軽に読んでみてください。もちろん、未来の医療を担《にな》う医療系学生や、現役の医療従事者の方々にも多く読んでいただければ、とても嬉しく思います。

そして、これからの時代に「対話する医療」がもっと普及することを心から願っています。

目次

第2章　対話がつくる新しい医療のカタチ

第3章 「ゆるいつながり」が健康をもたらす

第4章　患者にとっての良い医師とは

対話する医療

――人間全体を診て癒すために

第1章

「人間全体」を診る医師

私が「家庭医」を目指した理由

原因不明のかゆみ

私が高校生だったときのことです。当時、私は突然発症する原因不明のかゆみに悩まされていました。それは、自分でもよくわからないきっかけで、体のあちこちがかゆくなってしまうという症状だったのですが、冬場の乾燥した時期に、緊張するようなストレス状況のときや、寒いところから暖かい室内に入ったときなどにも起きていました。

そこで病院に行って原因を調べてもらうべく、まずは総合病院の一般内科を受診しました。医師は私の症状については簡単に聞いただけで、すぐにいくつかの検査を指示しました。その結果、医師からは「血液検査でIgEというアレルギーを示す数字が少し高く出ていますね。何らかのアレルギーが原因かもしれませんが、受験を控《ひか》えているのでストレスが原因でしょう。様子を見ましょう」と言われました。私はその説明にあまり納得できなかったことと、話を詳しく聞かずに受験のストレスのせいにされたことが不満でした。

次に大学病院のアレルギー科を受診しました。そこでは、より詳しいアレルギー検査がいくつか行われました。しかし大きな異常はなく、特に病気に関する説明のようなものもほとんどなく

「お薬を出しておきます」で終了してしまいました。私の印象に残っているのは、ふんぞり返るような医師の尊大な態度だけです。

最後に行ったのは漢方クリニックです。結果から言うと、その漢方医の説明が私を一番納得させました。私の症状を丁寧に聞いた医師は、「症状は室温が急に上がったときや緊張したときなど、いずれも汗が出るような状況でかゆみが起きていますね。普段あまり運動もしていないということなので、おそらく汗が出る穴が詰《つ》まっているのではないかと思います。もっと運動をするようにして、穴が詰まりにくいようにするのと、この漢方を飲んでみてください」と、薬を出してくれるのみならず、生活面でのアドバイスもしてくれました。

私の症状がどのようなときに出るのか、丁寧に話を聞いた上で、生活面にも考慮した治療方針を示してくれたことに納得し、大きな満足を感じたことを覚えています。そこから、その漢方の処方を服用するようになり症状は軽減していきました。大学に入ると、その症状はすっかり消えてしまいました。

「わたし」を診てくれるのは誰か

この経験は私の医療に対する原体験となっています。「医師」というあり方についても無意識のうちに大きな影響を与えたことでしょう。総合病院の医師も、大学病院の医師も、病気の専門家としては適切な対応だったのかもしれません。しかし、当時の私にとって不満が残った理由は、検査の意義や治療薬の説明が不足していたこともありますが、何より「わたし」という人間全体を診《み》てくれなかった、ということだと思います。この症状に関して「わたし」がどう考え、何をどのように経験し、生活の中でどのように困っているかということ。それに耳を傾《かたむ》けて理解し、「わたし」が納得できるような説明をしてくれたのは、皮肉にも西洋医学ではない漢方の医師でした。

当時、私は「家庭医」という存在には出会っていませんでしたが、人間全体を診る医師として、私が抱いた理想の医師像は「家庭医」あるいは「総合診療医」と呼ばれる専門医に近いのだ、ということが後でわかりました。

細分化・専門化の流れの中で「家庭医」が求められるように

「家庭医（Family physician)」とは何かというと、一言で言えば「プライマリ・ケアの専門医」であると言えます。「プライマリ・ケア」とは「一次医療」のことであり、日頃よくある健康問題に対応する医療のことです。アメリカ家庭医学会では「家庭医はあなたを専門にしている医師(the doctors who specialize in you)」というキャッチフレーズを使っています。これは逆に言うと、第二次世界大戦後、医療の発達に伴って過度の細分化・専門化が進み、臓器を専門的に診る医師は増えたけれども、「わたし」という人間全体を診てくれる医師が減ってしまったことに対するアンチテーゼです。

世界的には1950～1970年代に、先進国各国で「家庭医療（family medicine）」が一つの専門分野として確立されていきました。イギリス、オランダ、カナダでは1950年代に家庭医学会が発足し、アメリカでは1969年に家庭医療が一つの専門分野として正式に認定されました。1972年には、世界家庭医機構（WONCA）が設立され、今や世界の医療の中でも主要な領域として位置付けられるようになりました。

日本では1996年に初めて「北海道家庭医療学センター」が設立され、日本における家庭医教育の先導的役割を果たしました。2002年には日本家庭医療学会が発足し、2010年には他の関連する二つの学会と合併する形で「日本プライマリ・ケア連合学会」が誕生し、「家庭医療専門医」の育成が本格的に進むようになります。世界の先進国と比較すると、家庭医の育成制度の発足は数十年遅れた形となりました。これは、日本が従来、二次医療・三次医療などの高度専門医療を重視してきたことの裏返しと言えるでしょう。

「重装備」でない医療の意味

日本は世界でも類《るい》を見ない超高齢社会を迎えていることは周知の事実です。そのような社会では、「重装備」でない医療が求められていると言えます。高齢になると、さまざまな健康問題を抱え、複数の病気にかかることもしばしばです。それぞれの病気に対して複数の専門医を受診していると、薬の種類がどんどん増えていったり、不必要に高度な検査や治療をされてしまったりします。

このような「重装備」な医療を避《さ》け、その人の価値観やライフスタイルも考慮しながら、バランスの良い医療を提供できるのが「家庭医」です。家庭医は、「かかりつけ医」として患者さんとその家族を継続的に診療しながら、必要に応じて適切な専門医を紹介することができます。

また、回復期や終末期の医療についても、同様のことが言えます。がんや脳卒中、心臓疾患《しっかん》などで入院しても、退院した後は近くのクリニックなどに通院したり、在宅医療を続ける必要があります。そのようなとき、頼りになるのが「家庭医」です。本人と家族の希望を伺《うかが》いつつ、状態に合わせて通院してもらったり、必要があれば訪問診療を行うことができます。

また家庭医は、「看取《みと》り」まで含めた終末期の「在宅緩和《かんわ》ケア」を、訪問看護師などと連携しながら提供することもできます。「緩和ケア」と聞くと、ホスピスのような施設を想像するかもしれませんが、患者さんの自宅で行う在宅緩和ケアも、現在普及しつつあります。家庭医は、「住み慣れたわが家で最期を迎えたい」という患者さんの希望にそって、さまざまな医療・介護スタッフと患者家族の協力のもとに、看取りのケアを提供できるのです。

「人間全体を診る医師」になる

２０１８年４月から、医師の研修制度である「専門医制度」が新しい仕組みでスタートします。その中では「総合診療医」という専門医の名前で、家庭医が位置付けられることとなりました。

「総合診療医」は家庭医と同じく、プライマリ・ケアの専門医として、地域医療の中核を担《にな》うことが期待されています。

　しかし、この本では全体を通して「家庭医」という用語を使いたいと思います。「家庭医（Family physician）」という言葉には、子どもから大人まで「家族（Family）」全体を診る医師、必要に応じて患者の「家」を訪問し、「家」という場での看取りも行う医師、患者を孤立した個人としてではなく、家族や友人、社会というネットワークの中にある者として診る医師など、多くの意味が込められているからです。

　私はもともと、内科医としてのトレーニングを受けた後に、大学卒業後９年目から家庭医としての再研修を受け、家庭医療専門医の資格を得ました。その研修過程で、「そうだ、自分はもともとこういう医師を目指していたんだ！」という思いがどんどん強くなっていきました。患者を人間全体として診る姿勢、患者との「対話」を大事にする姿勢は、私の理想の医師像として原点であった、と改めて思えるからです。

　今は、大学での医学教育の仕事が主体ですが、家庭医としての勤務も非常勤で続けています。大学では、医学生の教育を通じて、患者とのコミュニケーションや家庭医療についても教えています。未来の医師たちに、少しでも家庭医としての働き方の魅力や、「人間全体」を診るマインドを伝えることができ、そうした志ある医師が一人でも多く育ってくれることが私の願いです。

「家庭医」ってどんな医師？

家庭医がいないと、どうなるか？

特定領域の専門医が多く、家庭医が少ない地域では、どのような問題が起きているのでしょうか。福島県立医科大学の地域・家庭医療学講座教授の葛西龍樹《かっさいりゅうき》氏は、次のような事例を紹介しています。

〈事例1〉
80歳の母親を「最近もの忘れが多く、転びやすくなった」と娘が心配して病院へ連れて行った。担当の医師は「念のため」とMRIで頭を検査し、その結果を「小さな脳梗塞《こうそく》の跡《あと》がある」とだけ説明した。「日ごろから腰と膝を痛がり、目がかすみ、体をかゆがっている」と言うと、医師は詳しい診察をせずに、「お薬を出しておきます」。薬局に行くと、認知症の薬、血圧の薬、精神安定薬、胃薬、目薬、湿布、かゆみ止めの軟膏《なんこう》が処方されていた。娘はこれからどうしたらいいのかわからず、途方に暮れたままだ。

〈事例2〉
休日の昼過ぎ、公園で遊んでいた4歳の男の子が転んでコンクリートの壁に額《ひたい》をぶつけ大声で泣き出した。額にコブができて出血している。両親が休日当番医へ連絡すると、「子どもの頭は診ない」と断られた。救急車を呼んだが、「今日は小児科医がいない」という理由でたらい回しの末に、大学病院の脳神経外科へ運ばれた。そこで「とりあえず頭のCTを撮《と》りましょう」と言われ、「異常なし」とわかると、額の傷を縫《ぬ》うために形成外科を紹介された。しかし、そこでは「縫うほどではない」とテープを貼《は》られて帰された。

残念ながら、いずれも、実際によく見かけるケースです。特に、都市部のような専門医の多い地域では、たらい回しが起きやすくなったり、複数の医師を受診することによる「ポリファーマシー（多剤処方）」の問題が起こったりします。

事例1の高齢者の場合、患者の全体を診る医師がいないために、それぞれの問題に対して検査がなされたり、薬が処方されたりしています。認知症をわずらった高齢者の場合、患者の臓器の問題だけではなく、生活機能や、家族や家の問題、また利用できる介護サービスの導入など、全体としてバランスをとりながら、総合的なケアを提供する必要があります。

家庭医は、このような患者を「人間全体」として診ながら、患者と家族を支えていくことを得意としています。また、高齢者の場合、負担がかかる検査はできるだけ避けたり、不要に多くの薬を処方したりしないことを心がけています。

事例2の場合は、受診した当番医が「専門でない」という理由でたらい回しにされています。また「とりあえずCTを撮りましょう」という理由で検査されていますが、検査の必要性や放射線被曝《ひばく》の害については十分な説明がなされていません。傷の処置としてテープを貼るだけなら、大学病院でやる必要はないでしょう。家庭医であれば、CTを撮る必要があるかの判断と十分な説明を提供し、不要であれば、家庭医自身で傷の処置も行うことができます。何より、無用な心配や心理的負担を患児や親に与えることを避けることができるでしょう。

「家庭医療」の定義とは

「家庭医」や「家庭医療」の定義は、世界でさまざまなものがありますが、先述の葛西龍樹氏は、一般の人にもわかりやすい言葉で次のように「家庭医療」を定義しています。

家庭医療とは「どのような問題にもすぐに対応し、家族と地域の広がりのなかで、疾患の背景にある問題を重視しながら、病気をもつヒトを人間として理解し、身体と心をバランスよくケアし、利用者との継続したパートナーシップを築き、そのケアにかかわる多くの人と協力して、地域の健康ネットワークをつくり、十分な説明と情報の提供を行うことに責任をもつ、家庭医によって提供される医療サービスである」。

葛西氏は、「家庭医療の専門性」についても考察しており、家庭医が提供する専門的アプローチは、①患者中心の医療、②家族志向型のケア、③地域包括プライマリ・ケア、の三つに集約されると述べています。

「患者中心の医療」とは、患者の身体的な病気を診るだけではなく、患者の「コンテキスト（背景）」をも考慮して、人間全体を診るアプローチのことです。「家族志向型のケア（Family-Oriented Care）」とは、患者を家族システムの一部として捉《とら》え、患者と家族の関係性にも注目してケアするアプローチのことです。また「地域包括プライマリ・ケア」とは、地域の複数の専門家や関係者と連携協働しながら、患者を地域ネットワークのなかでケアすることを指しています。具体的に家庭医がどんな専門的スキルを駆使《くし》しているのか、別の部分で詳しく説明しています。

ある日の外来診療

私が勤務している東京都内のあるクリニックでの典型的な外来患者の一覧をご紹介します（個人情報保護のため仮名にしてあります）。

家庭医の診療で特徴的なのは、0歳児から高齢者まで年齢や性別を問わず、全身のさまざまな健康問題に対応するということです。もちろん、重篤《じゅうとく》な病気がある場合や、専門的な治療が必要な場合は、専門医療機関へ紹介しますが、家庭医で対応できる症状や疾患の幅はかなり広いので

	名前（仮名）	年齢・性別	主訴	診断とケア
1	佐藤太郎くん	7歳男児	嘔吐・下痢	ウィルス性胃腸炎、 補水と感染対策
2	小林花子さん	72歳女性	もの忘れ	アルツハイマー型認知症、 総合的ケア
3	田中洋子さん	55歳女性	血糖値高値	2型糖尿病・肥満、 生活習慣指導と処方
4	高山宏さん	70歳男性	膝の痛み	変形性膝関節症、 膝関節内注射
5	佐々木徹さん	36歳男性	体がだるい	うつ病の診断、 処方と支持的心理療法
6	長谷川京子さん	48歳女性	不眠、いらいら	更年期障害の診断、 処方と生活指導
7	鈴木愛子さん	25歳女性	めまい、授乳中	内耳性めまい、 育児に関する相談
8	福田祐くん	0歳男児	生後初めての高熱	突発性発疹、 母親へケアの説明
9	山田孝くん	13歳男性	朝起きられない	起立性調節障害、 生活習慣の相談
10	高橋英樹さん	82歳男性	動悸、息切れ	心不全の診断、 入院加療のため救急搬送

外来患者一覧

す。成人の内科的問題のみならず、老年期の問題、筋骨格系の問題（関節の痛みなど）、小児のケア、女性の問題、精神的な問題、皮膚の問題、眼や耳鼻咽喉《いんこう》の問題、簡単な外科的処置など、あらゆる健康問題に対応します。

私が家庭医の研修で教わった大事なことの一つが、患者さんに対して「それは私の専門ではありません」とは決して言わない、ということです。家庭医は、目の前の患者さんを病気のカテゴリーで区別せず、一人の人間として診るという姿勢を持っています。また、紹介が必要な状態であれば適切な医療機関と連携し、紹介後もかかりつけ医として責任をもって、継続して診療していくのです。

「対話」を大事にする家庭医

もう一つ、私が考える家庭医の大きな特徴があります。それは、家庭医は「対話」を大事にする医師であるということです。「対話」とは、簡単に言うと双方向のコミュニケーションです。家庭医が、「対話」によるコミュニケーションを重視する理由はいくつかあります。

一つは、多くの健康問題は、「対話」を基盤とした医師と患者のコミュニケーションによって緩和されていくということです。例えば、うつ病と診断した患者さんには、薬を処方するだけでは効果が十分ではありません。その方がなぜ、そのような状態に陥《おちい》り、今何に困っているのか、これからどうしていけば良いのか、よくその方の話を聴き、それに対して家庭医は自分の考えを説明し、良好な関係性を構築しながら、患者を支えていこうとします。また、認知症を患《わずら》う高齢者とその家族に対しては、十分なコミュニケーションが欠かせません。本人は何に困っているのか、家族はどんなことを心配しているのか、生活面や介護の視点からも相談に乗り、総合的なケアを提供するために、家庭医は患者や家族と丁寧な「対話」を行います。

もう一つは、家庭医は他の専門職との「対話」を重視するということです。医療機関の中には、看護師やリハビリ専門職、検査技師、医療事務など多くのスタッフが存在し、チームを組んで患者と家族をケアしています。また、地域の中でも、薬局薬剤師やケアマネージャー、介護スタッフなど、多くの専門職と連携しながら在宅医療・介護に関わっています。

こうしたチームとしての専門職の協働においては「対話」によるコミュニケーションが非常に重要です。家庭医は、忙しい中でも他の専門職と連絡をとりあって情報共有をしたり、ときには患者に関するカンファレンス（ケアの方針を相談する会議）を他の専門職をまじえて開催したりします。

家庭医にとって患者や家族、あるいは他の専門職と「対話」をすることは、日常茶飯《さはんじ》事であり、かつ重要な専門的スキルの一つであると言えるでしょう。

「家族」というシステムを診る

ある糖尿病の48歳女性

血糖値が高くなって1年ほどが経過し、そろそろ糖尿病としての治療薬を開始しなければならないかもしれないという「林正子さん」という48歳の女性を考えてみましょう。糖尿病という病気は血糖値がかなり高くならないと症状が出ません。たいていの方は健康診断などをきっかけにして受診します。林さんも1年前に健診で血糖値が高いことを指摘され、再検査の結果、糖尿病初期の診断となりました。食事療法、運動療法を指導したのですが、血糖値はむしろ上昇し、主治医はそろそろ内服薬を開始したいと考えています。

しかし、林さんは治療薬をあまり飲みたくないようです。「薬を処方されても、ちゃんと飲める自信がない」と言います。「薬の副作用が心配ですか？」と聞いても「それもそうですが、とにかく自信がないんです」と言うのです。主治医にとって、この患者は「困った患者」あるいは「聞き分けの悪い患者」と映《うつ》ってしまうかもしれません。

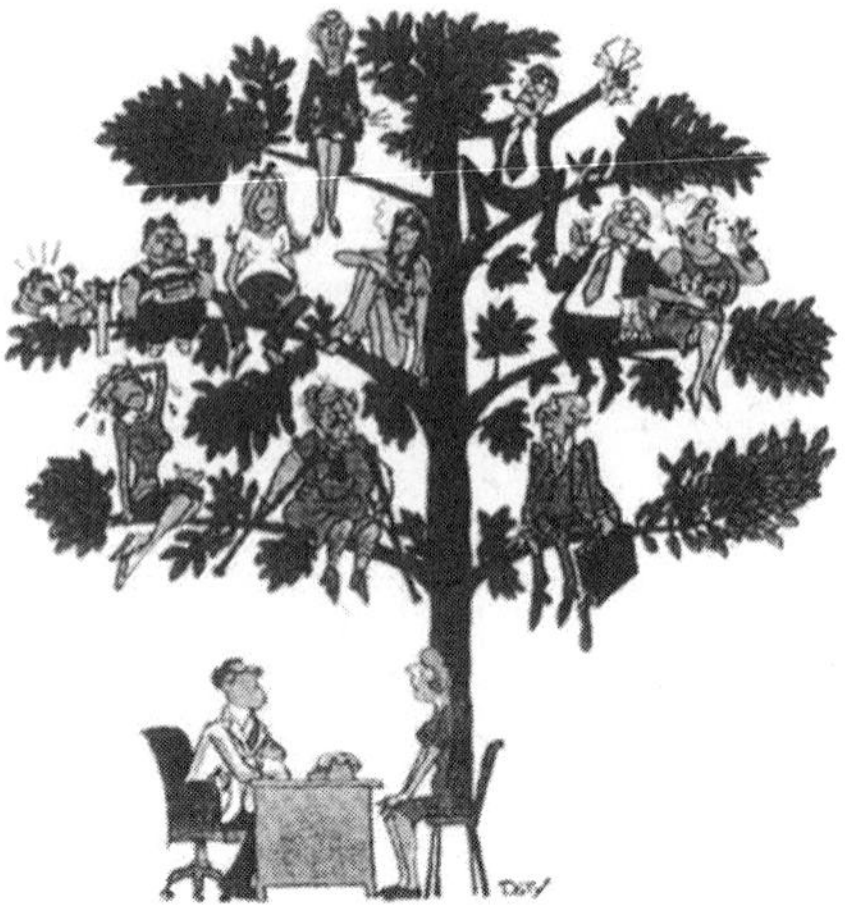

家族の木
『家族志向のプライマリ・ケア』
（丸善出版、2012年）より

患者の後ろに「家族の木」を見る

このようなとき、家庭医であれば、患者個人を「家族」というシステム全体の中に位置付けて診る視点があります。これが「家族志向型のケア」です。例えて言うならば、家庭医は、患者の後ろに「家族の木」を見ています。患者が一人で来院していても、患者の後ろには複数の家族がいることを想定し、患者にさまざまな影響を与えている家族全体を見ようとするのです。

そこで「家族の木」全体を見るべく、林正子さんの家族について詳しく話を聴いてみました。すると、林さん一家は四世代同居の家であり、正子さんは長男の嫁として、義母（77歳）と義理の祖母（99歳）の両方の面倒を見なければならない立場にあることがわかりました。祖母のとめさんは、認知症があり介護が必要な状態であること、また義母の良子さんは慢性の腰痛を患っていました。さらに高校1年の娘・萌さん（15歳）は最近、持病の気《き》管支《かんし》喘息《ぜんそく》が悪化しており、それも正子さんの心配の種《たね》になっていました。正子さんの夫・清司さん（51歳）は会社員で仕事が忙しく、なかなか家族のことに時間が割《さ》けないようです。正子さんは「聞き分けの悪い患者」なのではなく、「複数の家族の面倒を見ながら家事に奔走しているために、自分の病気のことにはかまう暇《ひま》もない女性」だったのです。

家庭医は、こうした家族の問題を整理するために「家族図」をよく書きます。家族図を書くことで、誰と誰が同居していて、どんな病気を持っているのか、家族同士の関係はどうかなど、社会的背景を含めた家族の状況を把握することができます。今回の林さんのケースの家族図は、次ページの通りとなります。

更年期女性の家族ライフサイクルを考える

そもそも50歳前後の更年期を迎える女性は、多くの問題を抱《かか》えやすい時期です。この時期にはまず、親・祖父母世代の介護や死といった問題が多くなります。そして子どもがいる場合、思春期の子どもの問題に直面したり、子どもたちが親元を巣立ち、家族内のさまざまな関係性も変化を迎えたりする時期にあたります。また中年期に差し掛かり、生活習慣病や更年期障害など自分の病気や障害とも向き合う必要が出てきます。家事や子育て、親の介護といった負担が、嫁であり母であるこの世代の女性に集中しやすいということもあります。

若い時期からずっと頑張ってきた女性が、この年代に差し掛かり、一気にこうした家庭内の問題に直面することで、精神的にも余裕がなくなり、自分の病気にもかまっていられないという状態はよくあることです。

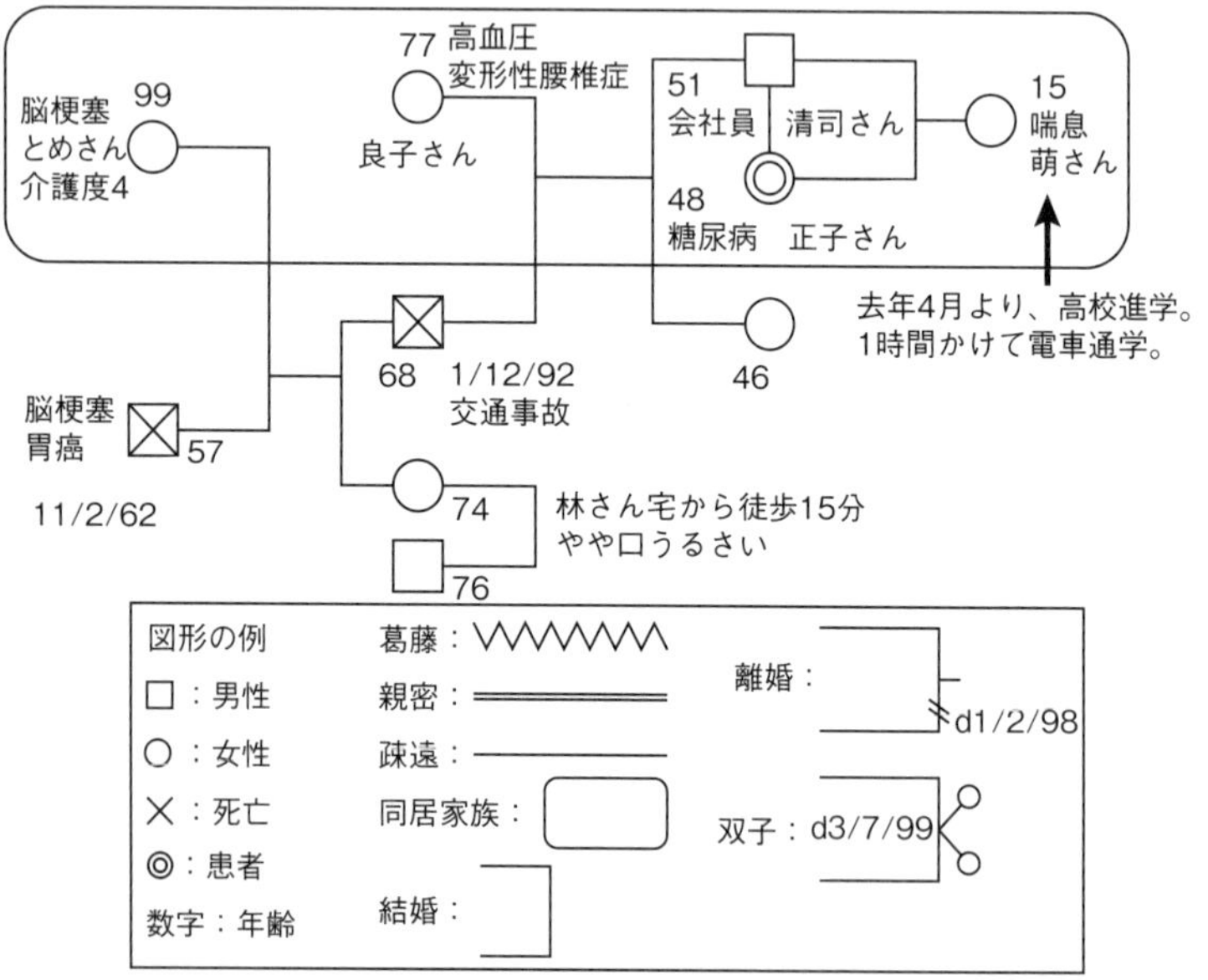

家族図の一例（林さん一家）

葛西龍樹：編著『スタンダード家庭医療マニュアル——理論から実践まで』（永井書店、2005年）より改変家庭医は、このように患者が直面している「家族のライフサイクル」にも注目します。家族のライフサイクルでは、①巣立ち期（子世代）、②結婚期、③小さな子どものいる時期、④思春期の子供がいる時期、⑤巣立ち期（親世代）、⑥老年期、などのステージに分けて、それぞれの時期に起こりやすい家庭内の問題について整理します。

「思春期の子供がいる時期」や「巣立ち期（親世代）」では、親子関係や夫婦関係などが大きく変容する時期であり、また祖父母の障害・介護といった問題も出てくるため、これらの問題を家族全体が受け止め、うまく乗り越えられるように「家族システム」が再構築されるよう支援することが重要となります。

「家族システム」とは、家族メンバー間の関係性の上に成り立つ全体の構造のことです。具体的には、家族の病気のケアと介護問題への支援、家族の関係性の調整などを通じて、家庭医は家族全体に関わることができます。そこで、家庭医がよく行うアプローチが「家族カンファレンス」です。

家族カンファレンスの実際

家族カンファレンスとは、患者と相談して、重要な家族メンバーに集まってもらい実施する「対話」型の面談のことです。外来診療が終わった後などに時間をとり、30分から1時間ほどで行うことが多いと思います。医師や看護師がファシリテーター（司会役）となり、集まってもらった患者や家族と対話を行いながら、進めていきます。

具体的な手順としては、①あいさつと波長合わせ、②ゴールの設定（今日どんな問題について話をするか）、③問題点についての話し合い（それぞれの意見を引き出しつつ、交通整理）、④プランづくり（患者・家族と医療者は何ができるか？　社会資源は？）、⑤質問を促《うなが》す、といった形でカンファレンスを進めます。終わったら、問題点とプランを簡単に記入した「面談票」を作成し、患者・家族にもお渡しします。

私が家族カンファレンスを行ったことのある事例は、精神疾患がありインスリンを使っている糖尿病患者のケース、複雑な家族背景がある糖尿病と肝硬変の老年女性のケース、アルコール依存症で問題行動があった独居男性のケースなどです。家族カンファレンスを行うと、それぞれの家族メンバーが家庭内の問題を再認識し、「問題解決に向けて互いにできることをしよう」という意識が芽生《めば》え、良い方向へと変化していく可能性が開かれるのです。

患者一人でも家族志向型のケアはできる

家庭医が行う「家族志向型のケア」は、家族カンファレンスだけではありません。患者一人であっても、家庭医は常に患者の後ろに「家族の木」を見て、家族図を描き、患者の問題を家族システム全体の中で捉えようとします。患者を通して、患者の家族全体を診ようとする視点を持っているのです。

前述のように、家庭医は英語では「Family Physician」と言いますが、直訳すれば「家族の医師」です。患者を個人として捉えるのではなく、家族システム、あるいは家族のネットワークの中の人間と捉え、家族全体に関わることができる医師が、本当の意味での「家庭医」なのだと思います。

家庭医の「対話力」——患者中心の医療の方法

「患者中心の医療」とは？

「患者中心の医療」という言葉があります。これは決して「患者さんの願いをできるだけ叶える医療」ということではありません。これだと患者さんが「あの検査をしてほしい」とか「この薬がほしい」と言ったことをそのまま受け入れる医療になります。ちなみに英語で「Dr. Feelgood」（快感を与えてくれる医師）というと、患者の希望通りに麻薬などを処方してくれる医師を指すそうです。

１９８０年代にカナダのウェスタンオンタリオ大学家庭医療学講座のグループによって「患者中心の医療の方法（Patient-Centered Clinical Method）」が開発され、北米やヨーロッパ、オセアニアなど各国の医学教育に導入されるようになりました。日本では、家庭医の専門研修プログラムにおいて必ず教わるものです。これを開発したモイラ・スチュワート（Moira Stewart）によると、患者中心の医療とは、「患者の健康・疾患《しっかん》・病《やま》いの経験を探り、地域・家族を含めて患者を全人的に捉え、共通の理解基盤を形成してマネジメントについて相互に同意し、患者と医師の継続する関係性を促進する」ものであると言います。

この「患者中心の医療の方法」は、家庭医が患者との「対話」によって、患者を全人的に理解し、患者の価値観に寄《よ》り添《そ》いながら、ともにケアの目標に向けて歩んでいこうとするときのコミュニケーションの方法論です。

薬を飲みたくない糖尿病の48歳女性

ここで再び、薬を飲みたくないという糖尿病の林正子さん（48歳）に登場してもらいましょう。林さんは、HbA1cという過去1～2ヵ月の血糖値の平均を反映する数字がこのところ8％前後と高くなっています（目標値は7％未満です）。まだ糖尿病の薬は始めておらず、肥満もあるため、食事療法と運動療法を指導されていましたが、あまりうまくできていないようです。

林さんに医師は「このまま血糖値が高い状態が続くと合併症も心配ですし、薬を始めたほうが良いと思いますが、どうでしょうか？」と話しますが、林さんは「薬はできれば飲みたくないんです。薬を続けられる自信もありません」と言います。

さて、林さんには一種の「謎」があると言えます。林さんが「薬を飲みたくない」という背景には何があるのでしょうか。林さんはなぜ「薬を飲み続ける自信がない」のでしょうか。

「患者中心の医療の方法」の実際

「患者中心の医療の方法」の具体的な実践は、次の四要素で構成されます。

① 健康・疾患・病いの経験を探《さぐ》る
② 患者を全人的に捉える
③ 共通の理解基盤を形成する
④ 患者―医師関係を強化する

林さんの例で、一つずつ考えていきましょう。

① 健康・疾患・病いの経験を探る

まずは「病気」について、そして「健康」について、林さん自身がどう考えているのか、何を経験してきたのか、その全体像を探っていきます。

「病気」に対する視点は、大きく二つに分けることができます。それは、「疾患（Disease）」と

「病い（Illness）」です。
「疾患」とは、病理学的にあるいは生物医学的に身体に起こっている変化について説明するときに、主に医療者が使う分類・ラベルと考えることができます。林さんの場合、「血糖値が平均して高くなっておりHbA1cは基準値を上回っている」というような医学的な考えです。

これに対して「病い」とは、心や身体に起こる問題についてのその人個人の主観的な苦しみや経験全体のことを指します。林さんの場合、この主観的な経験としての「病い」はまだ明らかになっていないようです。医師は「病い」について探るべく「この病気について、どんなことを感じているか、何でも話してもらえますか？」と聞きました。

すると、林さんは「肥満があるので身体がだるいなと感じることはあるけれど、血糖値が高いからといって症状は何もありません。食事や運動をがんばろうと思っても、失敗続きで継続できる自信がないんです」と言います。医師は「薬を飲むことについてはどうですか？」と聞くと、「薬は副作用が心配だからできるだけ飲みたくないです。薬に頼らずに何とかしたい」と言います。林さんの「病い」としては、「症状がない状態に対して治療を続ける自信がない。薬も副作用がこわいので、できるだけ使いたくない」という考えがあることがわかりました。

「健康（Health）」についての考えを探るのも重要です。「健康」とは単に病気がない状態ではなく、人の健康を支えるもの（「健康因」と言います）が重要な役割を果たしていることがわかっています。例えば、その人の趣味や生きがい、楽しみなど、人生の幸福感を支えるものを探っていくのです（この幸福感に近い「健康」の概念は「ウェルビーイング」と呼ばれています）。

林さんに聞いたところ、「手芸サークル」が楽しみだということがわかりました。友人と集まって趣味の活動をしつつ、いろんな話をすることが、林さんの喜びにつながっていました。そうした趣味の活動を増やすように進めることで、ウェルビーイングを高めるというアプローチも考えられます（「健康因」の考え方については、第3章の『健康』とは？――健康生成論とウェルビーイング」でも詳しく説明しています）。

② 患者を全人的に捉える

ここでは患者の「コンテキスト」を探っていきます。「コンテキスト」とは「文脈」とか「背景」という意味ですが、患者の健康問題を、患者の家族・仕事・友人関係や、患者が住む地域社会・環境・文化など、幅広い視点から捉えていくのです。

カナダの「家庭医療学の父」と呼ばれるイアン・マクウィニー（Ian R. McWhinney）は、患者のコンテキストをジグソーパズルに例えています。患者が医師の前に現れたとき、それはジグソーパズルの一片であり、それだけでは何を意味するのかわかりません。しかし、その一片の周りに他のピースがどんどん組み上がり、全体像が見えてくると、とたんにその一片が何を意味するのか理解できるようになります。そのようにして、パズル全体を完成させていくのです。

林さんの「家族」というコンテキストを探ってみると、認知症の祖母の介護の問題や、娘の喘《ぜん》息《そく》の悪化の心配があり、家事や家族の面倒を見ることで忙しく、自分の健康問題にほとんど気をつかえない状態にあることがわかりました（詳しくは、前節『「家族」というシステムを診る』〈P25〜〉を参照）。これが林さんの「薬や治療を続けられる自信がありません」という言葉の背景にあったようです。

また、「社会的つながり」のコンテキストで見ていくと、以前は友人と一緒に出かけたり、趣味の活動も楽しんだりしていましたが、最近は頻度が減っていました。林さんは元々社交的な性格でもあり、最近家のことで忙しく、友人とあまり付き合えないのを残念に思っているようでした。

林さんが住んでいる「地域コミュニティ」のコンテキストで見ると、地方都市の伝統的な価値観が残っている地域であり、親・祖父母の面倒は嫁が見て当たり前という風潮《ふうちょう》が強いようです。しかし近隣同士の助け合いや支え合いは活発で、林さんも、家族のことを地域の人に相談したり、ときには支えてもらったりという関係性があることがわかりました。

このように、人間を見ていくときに、臓器・組織・遺伝子とズームインするように見ていく医学的視点とは異なり、家族・社会・地域・文化とズームアウトしていくように見ていくのが「コンテキストを通して全人的に理解する」という視点です。

③ 共通の理解基盤を形成する

患者の主観的な経験や考えを探り、コンテキストを含む患者の全体像が見えてきたら、次に「共通の理解基盤」を求めて、医師と患者はさらに「対話」を行います。ここで形成していく共通の理解基盤とは、どんな問題に焦点を当てるのか、何をゴール（目標）とするのか、患者と医師のお互いの役割は何か、という「問題・目標・役割」の三つに関して、対話を行いながら「共通基盤」を構築していきます。

林さんの例に戻りましょう。医師は当初「血糖値が高い」ことを「問題」として掲げましたが、患者はそれを主要な問題として感じておらず、医師はこのままでは「薬を始めるのか、始めないのか」で、膠着《こうちゃく》状態になってしまうと感じました。そこで、双方が共有できる「問題」として「肥満（と倦怠感《けんたいかん》）」を共通の問題として提案してみることにしました。

「林さん、肥満は高血糖にも関係していますし、身体のだるさの原因にもなっています。まずは肥満の解消について一緒に頑張ってみませんか」と。できることなら減量したいと思っていた林さんは医師の提案を受け入れました。次に、当面の共通の「ゴール」について話し合い、しばらく食事内容を記録することと、週末のウォーキングから始めることで合意しました。最後にお互いの「役割」として、患者は食事と運動の内容を記録すること、医師はその記録を見せてもらい治療計画の参考にすることを確認しました。

これであれば、患者の生活習慣改善に対するモチベーションを高めながら、食事内容についても確認でき、肥満と糖尿病の両方のマネジメントにつなげることができます。その後、血糖値が下がらず、薬物療法がやはり必要と判断されれば、その段階で改めて問題やゴールの再設定を行うこととしました。

④　患者―医師関係を強化する

患者と医師の良好な関係性は「ラポール」と呼ばれます。「ラポール（rapport）」とはフランス語で「親密な信頼関係にあること」を指しています。患者と医師の間の「ラポール」は、医師の誠実な態度、傾聴《けいちょう》と共感、思いやりの態度によって形成され、患者もそれに対して誠実に応《こた》えようとすることで、その関係性が強化されます。もし、互いの信頼関係が形成されないと、患者は医師に対して聞く耳を持たないでしょうし、そもそも患者は自分のことを話そうともしないかもしれません。医師と患者のお互いに対する誠実さや敬意がここでは重要になるでしょう。

エビデンスに基づいた医療の先にあるもの

「エビデンスに基《もと》づいた医療（EBM: Evidence-Based Medicine）」が日本で普及してから10年以上が経《た》ちました。エビデンスとは「根拠」という意味で、医療を行うときに長年の経験やさじ加減ではなく、臨床研究や論文の結果に基づいて行おうという考え方です。この考えは世界中の医師たちに影響を与え、治療方針を考えるときの基本スタンスになりましたが、一方で、患者に対しエビデンスに沿《そ》って画一的に治療方針を勧《すす》めてしまう傾向にもつながりました。また、エビデンスはあくまで多くの人たちの「平均値」的な結果から導き出されたものに過ぎないので、個々人の患者の価値観や考えをどう取り入れ、どのように治療に関する意思決定を進めていけば良いのか、よくわからなかったのです。

林さんのように「できるだけ薬に頼らずに治したい」とか、あるいは「身体を傷つけたくないので手術はしたくない」という患者さん個人個人の価値観というものがあります。それらも考慮しながら「対話」によって、患者と医療者が相互理解を深め、信頼関係を構築しながら進めていくことのできる医療が、「患者中心の医療の方法」であると私は考えています。

複雑で不確実な問題を解決する

異臭のする部屋で動けなくなっていた高齢女性

ある日、家庭医のクリニックに保健師から連絡が入りました。町のはずれの古い住宅の中で、動けなくなっている60代女性がいるので臨時往診をしてほしいとのことです。女性はほぼ毎日、町内の商店に買い物に来ていましたが、この2週間見かけないことから、店主が心配して民生委員に相談したのです。

民生委員が自宅を訪問すると、女性は異臭のする部屋の中で寝たきりになっていました。40代の息子と同居していましたが、息子には精神疾患があるようで、複雑な会話が成立しません。真夏なのに窓は閉め切られ、熱気が充満していました。部屋の中には簡易トイレが置いてあり、その周囲には排泄物の跡が多数見られました。冷蔵庫の中はカビの生えた食料がわずかにあるのみであり、十分な食事をとった形跡《けいせき》はありません。女性自身も、精神疾患にかかっており長らく通院していないことが、後ほどわかりました。女性は一見して衰弱しており、入院が必要な状態であるのは明らかでしたが、本人は断固として「病院には行きたくない、入院は嫌だ」と同意してくれません。息子も入院に関して判断ができない状態であり、この方のケアの方針をどうするのか、とても難しい状況です。

複雑性・不確実性とは何か

前述したケースは典型的な、複雑性や不確実性が高い事例と言えます。家庭医が日々遭遇《そうぐう》するケースには、しばしばこのような複雑性や不確実性が存在します。ケースは架空のものですが、私自身似たような事例にいくつも遭遇したことがあります。複雑で不確実な事例が増えている背景には、患者のニーズや社会的背景が多様化していること、医療技術の進歩や薬剤の多様化、認知症など情報の不確実性を増す要因が増えていることなどが挙げられます。そして、この複雑で不確実な問題に対処する能力も、家庭医に求められるものの一つです。

「複雑な状態」とは、多数の因子が相互作用しており、予想のつかない振る舞いが起こり得る状態を指します。このような状況では、わずかな変動が大きな結果の違いをもたらすことがあり、複雑性の科学では「バタフライ（蝶々《ちょうちょう》）効果」と呼ばれています。ブラジルの一匹の蝶の羽ばたきによる風の動きが、遠く離れたアメリカで竜巻を起こすかもしれない、という例えです。

冒頭の60代女性のケースは複雑な状態と判断できます。脱水症、寝たきり、精神疾患合併、入院拒否、精神疾患のある同居家族、など多数の問題が存在し、要素間の相互作用が大きく、状況の変化の予測が難しいからです。

一方、「不確実性」とは、簡単に言うと「不完全な情報」と言ってもいいでしょう。医療現場における不確実性は、病気の経過の予測を難しくさせるだけでなく、状況を改善させるために次にどんな対処をしたらよいのか判断を難しくさせます。

医療において「不確実性」、つまり不完全な情報をもたらす要因には、患者側の要因と医師側の要因があると言われています。患者側の要因には、病歴がはっきりしないことや、治療に対するばらつきがあります。医師側の要因には、評価の不適切さ、コミュニケーション能力の不足などがあります。同じ患者を診察しても、患者から引き出せる病歴などの情報は、医師のコミュニケーション能力に依存しているからです。

冒頭のケースは、やはり、患者の病歴がまったくわかっていないこと、息子の病状も不明確で、入院判断ができる家族がいないという「不確実性」が存在していました。

もう一つ、不確実性を増大させてしまう医師側の要因に「不確実性への不寛容《ふかんよう》」があると言われています。「不確実性への不寛容」とは、あいまいな状況に心理的に耐《た》えられない傾向を指します。医師のこの傾向が高すぎると、早く結論を出そうとして、少ない情報で誤《あやま》った評価や診断を下してしまうかもしれません。また、患者の本当の意思や希望がわからない曖昧《あいまい》な状況に対して、医学的検査に頼るあまり、不必要な検査を多く実施してしまうかもしれません。検査結果が多すぎると、逆に不確実性が増すことがあり、臨床的な判断を難しくさせます（例えばAとBの検査で矛盾《むじゅん》する結果が出たときなど）。医学的検査は、必要最小限なものだけに絞《しぼ》って実施するのが鉄則です。

不確実性にうまく対処するには、「あいまいな状況に耐える力」を高め、患者や家族と丁寧に「対話」したり、さまざまな情報を集めたりしながら、焦《あせ》らずに総合的に判断していく能力も必要なのです。

生物―心理―社会モデル

複雑性も不確実性も、医療の現場においては、状況の制御が難しく、経過の予測が困難な状態を生み出します。こうしたときに、医療従事者は何をすれば良いのかわからず、途方《とほう》に暮《く》れる気持ちになりがちですが、家庭医は、こうした複雑で不確実なケースに対応するためのスキルも持っています。その一つが「生物―心理―社会モデル」です。

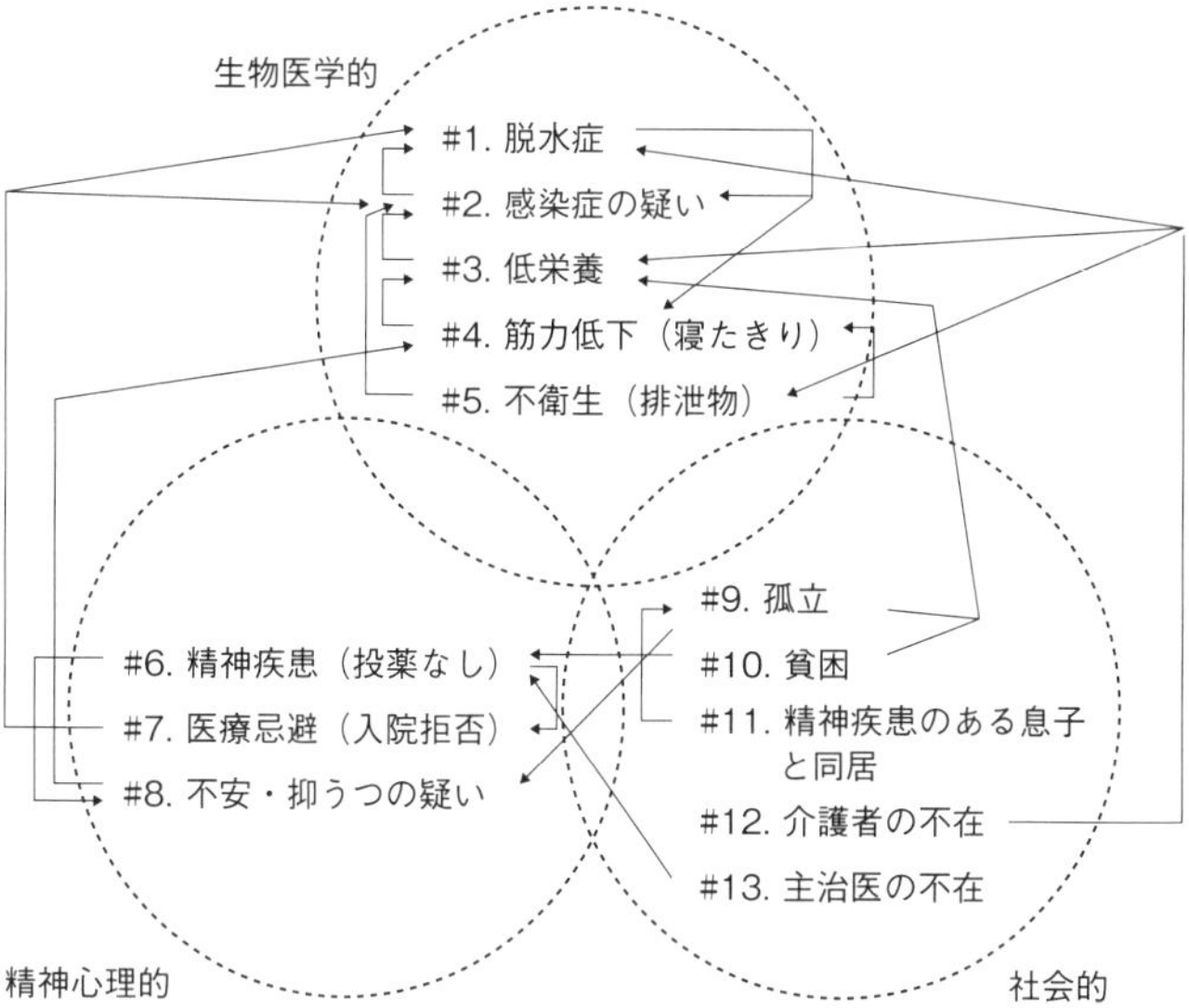

生物—心理—社会モデルでの分析

「生物—心理—社会モデル（Bio-Psycho-Social Model）」とは、1970年代にアメリカの精神科医であるジョージ・エンゲル（George L. Engel）が提唱《ていしょう》した考えで、人間の病気を生物医学的・精神心理的・社会的要因が相互に関連するシステムとして捉えようとするものです。エンゲルは、従来の医学が、まるで壊れた機械の部品を修理するかのような「機械論モデル」に陥っていることを批判し、患者のユニークな人生、心の問題、社会文化的問題、対人関係、家族や友人、患者自身にとっての病気の意味などにも目を向けることを提唱したのです。

　具体的に、冒頭のケースを「生物—心理—社会モデル」で分析してみましょう（上記の図表参照）。まず、この女性が抱えている問題を生物医学的・精神心理的・社会的要因にそって整理してみます。次に、問題要因が互いにどう影響し合っているかを、矢印を引いて分析します。

そうすると、脱水症・低栄養などの身体的状態に孤立・貧困や介護者の不在など社会的要因が影響を与えていること、また不安・抑うつや医療忌避《きひ》が身体的状態をさらに悪化させていることなどがわかりました。これにより、介入すべきポイントとして、医学的管理に加え、介護者の不在という社会的状況への対応や、精神心理面へのアプローチなどが重要だということがわかりやすくなります。

実際には、こうした問題整理を、家庭医は看護師や他の職種と一緒に行い、公的・非公的サービスも含めて、どのような資源や支援を使えば、患者の問題を解決できるかを探っていくのです。

不確実性に耐える

この60代女性の事例が「生物―心理―社会モデル」の分析で、少し問題整理できたのは事実ですが、女性がなぜ入院を拒否するのか、医療に対してどのような思いや経験があるのか、同居する息子のことをどう思っているのか、といった部分はまだ「謎」のままであり、「不確実性」が大きく残っています。また、精神疾患が経過にどう影響するか、母が入院した場合の息子の生活はどうするのか、といったことも不確実なままです。

家庭医は、投薬治療といった医学的管理を進めながらも、患者や家族と「対話」を進めることで患者の考えや価値観を引き出し、並行して、多職種と連携しながら心理社会的対応も行うことで、不確実性に対処していきます。この姿勢は、「オープンダイアローグ」という精神疾患の「対話」による治療で重視されている「不確実性への耐性」という原則と共通する姿勢と言えるでしょう（第2章「フィンランドで見た『対話』の本質」〈P91〜〉を参照）。

「不確実性」にうまく対処するには「不確実性への耐性」を高めることが重要なのです。

家庭医による「看取り」の作法

正岡子規の死生観

「糸瓜《へちま》咲て痰《たん》のつまりし仏かな」
「痰一斗《いっと》糸瓜の水も間にあはず」
「をととひのへちまの水も取らざりき」

俳人・正岡子規《まさおかしき》が死の前日に記した絶筆三句です。明治35年9月19日に亡くなった子規は、その月の10日頃から最悪の病状となり、自分の死期を悟《さと》っていました。子規の身体を冒《おか》していた病いとは結核《けっかく》で、結核菌が脊椎《せきつい》に浸潤《しんじゅん》し激痛を起こす「脊椎カリエス」という状態でした。「子規庵」と呼ばれた東京都台東区根岸《ねぎし》にある自宅で、妹の律に看病してもらっていた子規は、当時、

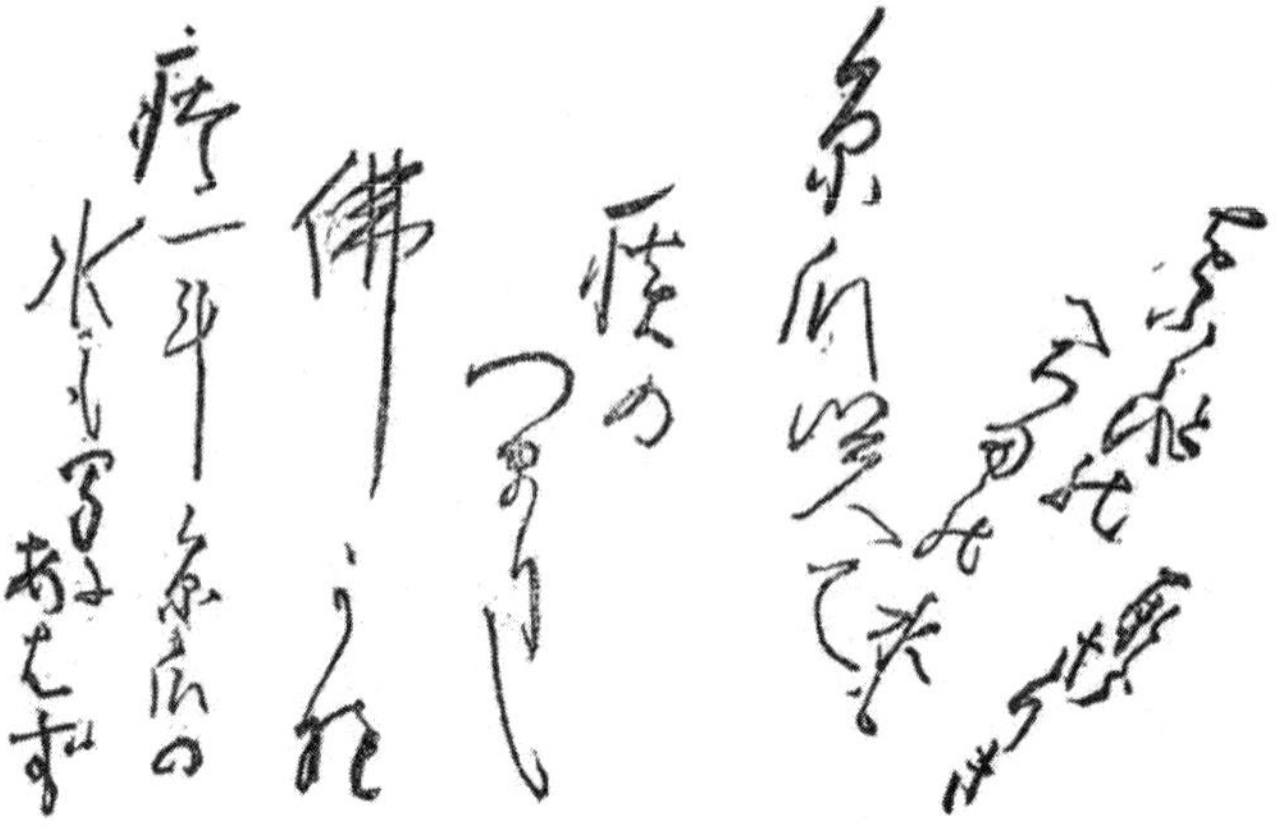

正岡子規の絶筆三句

脊椎カリエスのため臀部《でんぶ》や背中に穴があき、膿《うみ》が流れ出ていたと言います。明治32年より座ることさえ困難になった子規は、3年間ほぼ寝たきりの状態でした。鎮痛薬を使ってはいましたが、効き目は悪く、寝返りも打てないほどの激痛が襲《おそ》っていました。その中でも、子規は俳句・短歌・随筆を精力的に書き続けています。

　自分の死を覚悟していた子規の最後の俳句からは、子規ならではのユーモアと諦観《ていかん》が読み取れます。糸瓜は、子規庵の庭に咲いており、それを子規は病床から毎日眺《なが》めていました。糸瓜の水は痰を切るのに効果があると言われ、特に旧暦の8月15日に取ると良いとされていました。しかし、すでに9月となって糸瓜の水も間に合わないし、自分はすでに痰が詰《つ》まった仏同然と、臨死状態にある自分を、魂が抜け出して上から眺めているような、子規らしい句と言えるでしょう。34歳の早すぎる死でした。

人生の最期をどこで迎えるか

私が子規の闘病生活について感じるのは、寝返りも打てないような激痛は、相当辛かっただろうということと、今だったら医療用麻薬などを使用して、かなり緩和できるだろうということです。今では、終末期における全人的ケアである「緩和ケア」が、在宅でもある程度受けられるようになりました。しかし、子規の死についてもう一つ思うことがあります。それは、かなりの身体的苦痛にもかかわらず、彼は「幸せ」だったのではないかということです。

彼の人生は俳句をつくることに捧《ささ》げられていました。彼は肉体がいかに衰えようとも、病床で、俳句や短歌を書き続け、ときには高浜虚子《たかはまきょし》・河東碧梧桐《かわひがしへきごとう》ら後進の助けを借り口述してもらっていました。それを支えていたのは、身の回りの世話をしていた妹の律でした。死の前日まで彼は、友人や後輩、家族に支えられながら、自分の人生の意義そのものである創作活動に打ち込むことができたと言えるでしょう。

終末期の緩和ケアは、現在、緩和ケア病棟などの施設で行われることが多いのですが、家庭医など在宅医療を行う医師が提供する「在宅緩和ケア」も普及してきています。２０１１年の市民に対する調査では、終末期ケアを希望する場所として、自宅が43・7％、緩和ケア病棟が19・2％、急性期病院が14・8％、などとなっていました。大半の人が自宅での終末期を望んでいるにもかかわらず、現状では、最期の場所は78・4％が病院、自宅で亡くなる人はわずか12・4％となっています。

わが国の緩和ケアの歴史は、1981年に浜松の聖隷三方原《せいれいみかたはら》病院にホスピス病棟が創設されたのが初めてです。その後、1990年前後からのWHO（世界保健機関）による緩和ケア普及推進と軌《き》を一《いつ》にして、1990年には医療保険の診療報酬に「緩和ケア病棟入院料」が設けられ、全国に緩和ケア病棟が急速に広がるきっかけとなりました。2016年の診療報酬改定では医療保険に「在宅緩和ケア充実診療所・病院加算」が設けられ、今後在宅緩和ケアのさらなる普及が期待されています。

「ホスピス」から「緩和ケア」へ

一部の人には「ホスピス」という名前のほうが、馴染《なじ》みがあるかもしれませんが、最近では終末期の全人的ケアのことを「緩和ケア（Palliative care）」と呼んでいます。ホスピス運動を始めたのは、「近代ホスピスの母」と呼ばれるイギリスのシシリー・ソンダース（Cicely Saunders）博士です。彼女は、死にゆく患者とその家族に対して医学的、心理社会的、そしてスピリチュアル（Spiritual）なケアを組織された専門職チームによって提供する仕組みをつくりました。ここでいう「スピリチュアルなケア」とは、「生きる意味」のような実存的な側面に対するケアのことです。

その後、1975年にカナダのロイヤル・ビクトリア病院に勤務するバルフォア・マウント

(Balfour Mount）教授が「緩和ケア」という言葉を提唱し、その後この用語が普及しました。2002年のWHOによる定義では、「緩和ケアとは、生命を脅《おびや》かす疾患による問題に直面している患者とその家族に対して、痛みやその他の身体的問題、心理社会的問題、スピリチュアルな問題を早期に発見し、的確なアセスメントと対処（治療・処置）を行うことによって、苦しみを予防し、和《やわ》らげることで、生活の質（QOL：Quality of Life）を改善するアプローチである」とされています。ここでは「苦痛」を全人的に緩和することと、「生活の質」を向上することに焦点が当たっています。

在宅緩和ケアの実際

在宅緩和ケアでは、病院で行うような医療的ケアに加えて、生活支援の視点が加わり、患者さんが住み慣れた自宅で行うための工夫されたケアが提供されます。関わる専門職は、医師、看護師、薬剤師などに加え、ケアマネージャー、訪問介護員（ホームヘルパー）など介護従事者も連携します。

家庭医が自宅を訪問して行う「訪問診療」では、通常二週に一度の診察となりますが、末期がん患者ではより頻繁《ひんぱん》な訪問を行うことができ、在宅での看取りに向けて緊急往診が可能な態勢をとります。「在宅療養支援診療所」に指定されているクリニックであれば、365日24時間体制で患者からの連絡を受け、緊急往診を行います。その他にも、看護師による「訪問看護」、薬剤師による「訪問薬剤指導」、ヘルパーによる「訪問介護」、看護師や介護職員による「訪問入浴介護」などのサービスも連携して行います。

在宅での医療は病院に比べて質が低いのではないか、という懸念《けねん》があるかもしれませんが、実際に提供される医療サービスには、身体診察、血液・尿検査、超音波検査、点滴・薬の投与、麻薬処方、褥瘡《じょくそう》（床ずれ）のケア、酸素療法、経管栄養法、膀胱《ぼうこう》カテーテル、人工呼吸器管理などがあり、かなり幅広いケアを行うことができます。自宅で点滴治療を行う場合、血管内に針を刺さず、安全性の高い「皮下輸液」というやり方も行われています。苦痛を緩和するために在宅で使用できる薬剤の種類も多くあり、注射薬、内服薬、貼付剤、坐薬などが使用されます。特に疼《とう》痛《つう》（痛み）を緩和する薬剤の種類は数多くあり、主力となるオピオイド鎮痛薬だけで10種類以上が使用できます。

死期が近づいたとき

死期が近づいたときに、患者本人の苦痛を緩和しつつ、並行して行う重要なことが「家族への説明とケア」です。死期が近づくと、眠っていることが増えたり、つじつまの合わないことを言う状態（せん妄）になったりします。また、食事が食べられなくなり、のどがゴロゴロしたりします。それを見ている家族は「苦しさが増しているのではないか」「これからどうなるのか」という不安を募《つの》らせることが多くなります。家庭医は、そうした家族の不安を和《やわ》らげるため、本人の状態や家族にできることを丁寧に説明します。本人の苦痛ができるだけ和らぐように行えること、例えば手をさすりながら耳元で話しかけることなども効果があることを説明し、できるだけ患者の側に家族が寄り添いながら最期を迎えられるような準備をするのです。

「その人らしく生きる」ことを支える

どんなに医療や介護の体制が整《ととの》っていても、最期の瞬間を迎える本人や家族にとって、「死」という未知のものに対する恐怖や不安がなくなることはないでしょう。家庭医は、患者・家族と丁寧に「対話」を重ねながら、患者・家族の考えや価値観を尊重しつつ、終末期のケアを行います。それでも、私自身も看取りに接するたびに、「自分は患者さんや家族が望むような十分なケアを提供できているのだろうか」という自問自答を繰り返しています。死生観は人によりさまざまであり、薬一つをどう使うかについても、その方の思いを十分に汲《く》み取って使用できているか、迷うことも多いからです。

正岡子規にとっては彼の「生」は最期の瞬間まで、俳句・短歌をつくるということにすべてが捧げられていたのでしょう。医師や看護師にできることは、その人が最期の瞬間まで「その人らしく生きる」ということを支えることなのだろうと思います。

家庭医が行う多職種の連携・協働

路上生活を続けていた夫婦をチームで支える

70代女性のAさんは、数年前から夫とともに車中生活をしていました。夫の仕事がうまくいかず、家賃を滞納《たいのう》して借金が増えたため、車での移動生活だったのです。そのAさんは、しばらく前から乳房のしこりに悩まされていました。それは徐々に大きくなり、表面から膿《うみ》も出るようになったため、Aさんは路上生活支援のNPO職員に相談しました。職員は医療機関への受診を勧《すす》めましたが、「受診するお金がない」「こんな汚い身体で病院に行くのは恥ずかしい」と受診したがりませんでした。NPO職員は、家庭医のY先生に相談しました。Y先生は、普段からNPO活動に協力していることもあり、Aさんを訪問してみることにしました。

Y先生は、車中のAさん夫婦を診察しました。Aさんの右乳房には乳がんと思われる腫瘍《しゅよう》を認めました。再度、医療機関への受診を勧めましたが、やはり受け入れてくれません。Y先生はAさん夫婦とまずは信頼関係を構築することに努《つと》め、対話に時間をかけることにしました。その後、何度か訪問するうちにAさん夫婦から、Y先生の勧めるB診療所を受診することの同意が得られました。Y先生は、外科手術の可能性も見越して、連携しているC病院の外科医とも情報を共有していました。

　B診療所を受診したAさんは、診療所の看護師が介助して、数時間かけて入浴した後に診察に臨《のぞ》みました。診察と検査の後に、経済的・社会的な支援に関して福祉相談員と面談してもらい、生活保護や医療費免除について説明してもらいました。診断の結果、乳がんは手術が必要な状態でしたが、Aさんは入院に拒否的でした。Y先生は、Aさん夫婦とさらに時間をかけて対話を重ね、本人の決断する力を信じて待つことにしました。並行して、C病院のスタッフや福祉相談員とも連絡を取り合い、準備を整えました。受診した日の夜になり、Aさんは入院治療することに同意してくれました。その後、Aさんは無事に治療を受けることができ、生活保護を申請して、夫とともにある介護施設に入所することができました。

地域で多職種が連携するということ

　これは家庭医が関わる多職種連携の一例です。医療にはさまざまな職種が関わっていますが、家庭医が活動する地域や在宅ケアにおいても、看護師、薬剤師、ケアマネージャー、ソーシャルワーカー、理学療法士、歯科医師、介護職などの専門職が連携します。しかしながら、各専門職がスムーズに連携して、患者のケアのために協働するというのは実は結構難しいことなのです。その理由は、各専門職の教育研修が独立して行われているためケアの視点に違いがあること、忙しい医療現場においてともに話し合ったり意思決定したりする時間や機会が限られていることとなどが挙げられます。

また、家庭医が主に働いている地域においては、施設や組織を飛び越えたスタッフ間の連携が必要となります。同じ病院内での多職種連携に比べて、理念や方針が異なる複数の組織間の連携には多くの困難がつきまといます。冒頭のAさんのケースにおいて、Y先生は、実に幅広い職種の人たちと連携しています。自分の診療所の看護師や福祉相談員はもちろんのこと、地域で活動するNPO職員、紹介先のC病院の外科医やスタッフなどと丁寧なやりとりをしていました。

このように、患者のケアにおいて、それぞれの専門性を持った職種が協力し、同じ目標に向けて、チームワークを発揮して活動したときに、複雑で困難なケースも解決に導かれやすくなります。患者ケアをより良いものにするためには、この「多職種連携」が必要不可欠なのです。

多職種連携が役に立つケースとは

地域での在宅ケアを例に、どんな病気やケースで、多職種連携が活かされるかを考えてみたいと思います。病名で例を挙げると、がん末期の緩和ケア、神経難病（筋萎縮性側索硬化症《きんいしゅくせいそくさくこうかしょう》など）、慢性肺疾患、認知症、脳卒中後遺症などです。また、病名ではない課題・困難例で挙げると、高齢者の独居の看取り、独居認知症・夫婦二人とも認知症、褥瘡（床ずれ）、嚥下《えんげ》栄養障害、家族内の心理社会的問題、経済的困窮、アルコール依存症などが挙げられます。いずれも、医師と看護師など限られた職種で対応しようとすると、行き詰《づ》まってしまうことが予想されるようなケー

	疾患					課題・困難						
場面・問題	がん末期	神経難病（筋萎縮性側索硬化症など）	慢性肺疾患	認知症	脳卒中後遺症	高齢者の独居の看取り	独居認知症、夫婦二人共認知症	褥瘡	嚥下栄養障害	家族内の心理社会的問題	経済的困窮	アルコール問題（依存症など）
医師	○	○	○	○	○	○	○	○	○	○	△	○
看護師	◎	◎	○	○	○	◎	◎	◎	◎	○	△	○
薬剤師	◎	△	△	△	△	◎	◎	△	△	△		△
CM	◎	○	○	◎	◎	◎	◎	○	○	○	△	△
SW		△		△		◎	○			○	◎	○
理学療法士	△	◎	○	△	◎			△		△		
歯科医師	△	□	□	□	□	△	△	△	◎	△		
歯科衛生士	△	□	○	□	□	△	○	△	◎	△		
介護職	△	◎	△	△	△	◎	◎	○	◎	○	△	△
包括	△			△		◎	◎	△		○	○	○

◎最重要、○重要、△ケースバイケース、□定期健診　CM= ケアマネジャー、SW= ソーシャルワーカー、包括＝地域包括支援センター

在宅ケアにおいて多職種連携が必要となるケースと関わる専門職の例

吉本尚：『チャレンジ！　多職種連携（在宅ケア版）』三重大学大学院医学系研究科家庭医療学（多職種連携担当）2014 年３月より

スです。55ページ図表に、疾患やケースごとに、どのような専門職が関わっているかの例を示しています。

冒頭のAさん夫婦の事例は、「経済的困窮」に相当するケースであり、このような場合、医療アクセスの問題、費用の問題、退院後の問題など多くの困難に直面するため、多職種連携が不可欠となります。経済的に困窮している方は、お金の心配があり医療機関を受診すること自体にためらいがありますが、それに加えて身体的な羞恥心《しゅうちしん》や医療への不信感が存在する場合もあります。そうした患者の不安や羞恥心をチーム全体で理解し共有できるように、Y先生はNPO職員や看護師とコミュニケーションをとり、丁寧に対応を進めたことが良かったのだと思います。

多職種連携を成功させるための「対話力」

多職種連携をうまく進めるためには、関係するスタッフ間で丁寧にコミュニケーションをとり、情報やケアの目標を共有し、患者への共感的態度をチーム全体で養《やしな》っていくことが重要です。ここでは、医師や看護師の「対話」する力が、とても重要になります。患者や家族と一方的なコミュニケーションをとるのではなく、患者・家族の目線に立ち、その思いを汲《く》み取るような双方向のコミュニケーションが「対話」です。

また、スタッフ間での「対話」も重要です。これは情報共有をするだけの「申し送り」のようなコミュニケーションでは不十分です。患者・家族は何に困っているのか、患者のふるまいの背景には何があるのか、患者・家族が望むケアとは何か、といったことに関して、各職種が自由に考えを述べ合えるような場が必要です。家庭医は、このように多職種が患者ケアについて対話できる「多職種カンファレンス」を開いたり、患者・家族をまじえた「家族カンファレンス」を開いたりします（「家族カンファレンス」については、本章「『家族』というシステムを診る」〈P25〜〉を参照）。

この「対話」の場で、決定的に重要なことは、お互いに対等な立場で話し合えるという「対等性」です。対話の原則には、「対話の場ではお互いに対等に考えを述べ合うことができる」というものがあります。多職種カンファレンスにおける対話でも、医師に対して自由な発言ができない、こんなことを言うと怒られるかもしれない、という「ヒエラルキー（力関係）」が残ったままだと、多職種連携はうまくいきません。

家庭医は、こうした対話の場や、スタッフが協働する場面において、「多様な意見を自由に表明できる安全な環境づくり」を心がけています。例えば、カンファレンスの最初に対等性の原則を確認すること、自分の意見を押し付けるような断定的な言い方をしないこと、相手の意見をうまく引き出すような質問をすること、などです。

家庭医が、地域で多職種連携を進める際には、このように「対話する力」をうまく使っているということができるでしょう。

参考文献

私が「家庭医」を目指した理由

澤憲明：これからの日本の医療制度と家庭医療（第5章）日本の家庭医療『社会保険旬報』2500：1-9、2012年

葛西龍樹：第1部 家庭医療の専門性 1家庭医療『スタンダード家庭医療マニュアル——理論から実践まで』葛西龍樹（編著）、永井書店、2005年

秋山正子：「訪問看護の実践からみた地域包括ケアにおける看取り——予防から看取りまで、地域の中で最期まで生きることを支える——」医療と社会、25(1)：71-84、2015

家庭医ってどんな医師？

葛西龍樹：「地域包括ケアシステムにおけるプライマリ・ケアの役割と課題」医療経済研究、26(1)：3-26、2014

葛西龍樹：第1部 家庭医療の専門性 1家庭医療『スタンダード家庭医療マニュアル——理論から実践まで』葛西龍樹（編著）、永井書店、2005年

「家族」というシステムを診る

S・H・マクダニエル（著）、松下明（監訳）：『家族志向のプライマリ・ケア』丸善出版、2012年

松下明：第1部 家庭医療の専門性　3家族志向型のケア『スタンダード家庭医療マニュアル――理論から実践まで』葛西龍樹（編著）、永井書店、2005年

家庭医の「対話力」――患者中心の医療の方法

モイラ・スチュワート（著）、山本和利（監訳）：『患者中心の医療』診断と治療社、2002年
葛西龍樹：第1部 家庭医療の専門性　2患者中心の医療『スタンダード家庭医療マニュアル――理論から実践まで』葛西龍樹（編著）、永井書店、2005年
孫大輔：Ⅲ章 臨床技能ワークブック 総論 診療の構造『総合診療専門医のためのワークブック』草場鉄周・金井伸行（編）、中山書店、2017年

複雑で不確実な問題を解決する

宮田靖志：「プライマリ・ケア現場の不確実性・複雑性に対処する」日本プライマリ・ケア連合学会誌、37(2)：124-132、2014
藤沼康樹：Ⅱ家庭医の臨床的方法　3生物心理社会的アプローチ『新・総合診療医学――家庭医療学編　第2版』藤沼康樹（編）、カイ書林、2015年

家庭医による「看取り」の作法

日本医師会：『新版 がん緩和ケアガイドブック』日本医師会監修、青海社、2017年
蘆野吉和：第5章 1在宅緩和ケア総論「在宅医療テキスト 第3版」公益財団法人在宅医療助成 勇美記念財団、2017年

家庭医が行う多職種の連携・協働

吉本尚：『チャレンジ！ 多職種連携（在宅ケア版）』（三重大学大学院医学系研究科家庭医療学〈多職種連携担当〉2014年）URL: http://www.ipeipw.org
孫大輔：「多職種連携（IPW）とは――やっているけれど、何かしっくりこないあなたのために」Gノート．2(3)：441-446、羊土社、2015

第2章

対話がつくる新しい医療のカタチ

医療コミュニケーションが抱える問題

「話を聴いてもらえない」問題

診察室で患者さんの話を聴きながらよく思うことがあります。もう少し、時間をかけて、ゆっくりとお話を聴けたらと。私の外来診療は大抵、数十人の患者を半日で診《み》なければならないので、一人の方に費《つい》やせる時間は自然と限られてしまいます。しかし、もし状況が許すならば、できるだけ時間をかけてお話を聴きたいと、いつも思っています。

家庭医療の研修時代に経験した忘れられない患者さんがいます。アルコール依存症とうつを患《わずら》っている若い男性でした。ある精神科病院で意に反する治療をされ、その後も症状が思わしくなく、母親とともに私の外来を受診したのでした。少し混んでいる外来でしたが、まずは話をしっかり聴く必要があると思い15分以上時間をかけて、ほとんど口をはさまずに話を聴きました。その後、自分の見立てと今後の方針について説明し、これから一緒に頑張っていきましょう、とお話をしたところ、その方が涙を流されたのです。「先生のように話を聴いてくれた医師に会ったのは初めてです」と。その感動が私にも伝わってきて、私も心を動かされたことを覚えています。このとき、病《やま》いを抱えた人々の話を傾聴《けいちょう》することの大切さを、改めて認識しました。その男性のその言葉は、思い出すたびに、自分の中の密《ひそ》やかな宝物のように光り輝いています。

患者が、医師との関係性の中で最も望むこととは何でしょうか。それは「話を聴いてほしい」ということです。医療コミュニケーションにおけるさまざまな問題は、この言葉に集約されると言っても過言ではないでしょう。

それでは、なぜ医師が患者の話を、その方に寄り添《そ》って聴くことがこれほどに難しいのでしょうか。その背景には最初に述べたような「時間の制限」だけでなく、医療コミュニケーションが抱えるいくつかの特徴が関係しています。それは、例えば、「まなざしの違い」「力の不均衡《ふきんこう》」「医療の不確実性」「話題の特殊性」といったことなのですが、次にそれらについて説明していきたいと思います。

患者と医師の「まなざし」の違い

患者と医師では「まなざし」が違う、と言われます。この「まなざし」というのは「視点」と言い換えることもできますが、世界を見る「眼鏡《めがね》」のようなものだと考えてください。「眼鏡」を変えると世界の見え方も変わってくるでしょう。「まなざし」の分析で有名なのは、フランスの哲学者ミシェル・フーコー（Michel Foucault）です。彼は「臨床医学の誕生」という自身の著書の副題を「医学的まなざしの考古学」と名付けています。

まず、医師の「まなざし」を見てみましょう。ある患者が症状とともに来院します。医師は患者の話を聞き、質問し、身体を診察し、いくつかの検査をしながら原因を調べていきます。このとき、医師の頭の中では、診断に関する複数の仮説が浮かび、どのようなメカニズムが患者の症状を引き起こしているのか、つまり医学的診断は何かという説明を求めて回転しています。そのとき、患者が考えたり感じたりしていることはあくまで「主観的」なこととして、病態を説明するための情報の一つとして捉《とら》えられています。極端に言えば、医師は患者の多様性と個別性に富《と》んだ「主観的」な物語を聴くのが苦手であり、むしろ「嘘」をつかない検査データのほうを信頼しがちなのです。

それに比べて、患者の「まなざし」はどうでしょうか。患者は、まず日常生活を撹乱《かくらん》するものとして、突然、あるいは徐々に「症状」という奇妙《きみょう》な体験をします。患者が病院に来る理由は大抵、この奇妙な症状の原因を知りたい、そしてそれを治してもらって、一日でも早く、普段の日常生活に戻りたいということです。つまり、患者の「まなざし」の中心は「生活者」としての日常にあり、非日常としての「症状」がどのように出現し、それをどのように体験し、どのように解釈しているのか、という「主観的」なことが患者にとっては大事なのです。医師が症状に関してどんなに科学的な説明をしてくれたとしても、この患者の「まなざし」を理解していない説明や治療方針を持ち出されたら、納得できないのは当然でしょう。

医療社会学では、この両者の「まなざし」の違いを「疾患《しっかん》(disease)」と「病《やま》い(illness)」という概念《がいねん》で説明しています。「疾患」とは、医師の「まなざし」と同じく、生物医学的な視点から見た病気の説明体系のことです。「病い」とは、患者の「まなざし」と同じく、患者として体験する症状・苦痛や、その症状の自分なりの解釈など、その主観的な経験の総体を指しています。この「病い」における患者の物語は「ナラティブ（narrative）」と呼ばれ、現代の医療において、非常に重要な概念となっています（次節「患者の『物語』を理解する——『ナラティブ』の力」〈P68〜〉を参照）。

「力」の不均衡

患者と医師の間にはもちろん「力」の不均衡があります。その見えない「力」の不均衡は、専門的知識の有無だったり、専門用語などの言葉遣《づか》いだったり、身にまとう白衣だったり、診察室の構造に潜《ひそ》んでいたりします。ここでいう「力」とは「権力」と言い換えることができます。「権力」と言っても、国家権力のようなわかりやすい権力ではなく、社会制度や社会システムのうちに組み込まれ、人々の行動をいつのまにか統制しているような力のことです。

医療における「権力」の問題を深く考えたのは、やはり先ほど出てきたミシェル・フーコーでした。フーコーは、近代社会においては、医療がいろいろな形で社会構造の中で、人々を統制《とうせい》しコントロールするような「権力」として働いていると考えました。彼は、病院の構造は、学校や工場、また監獄《かんごく》などの構造に似ていると主張しました。それらは、少ない人数で、非常に多くの人たちを監視しコントロールしやすいようにできています。この監視装置を、フーコーは「パノ

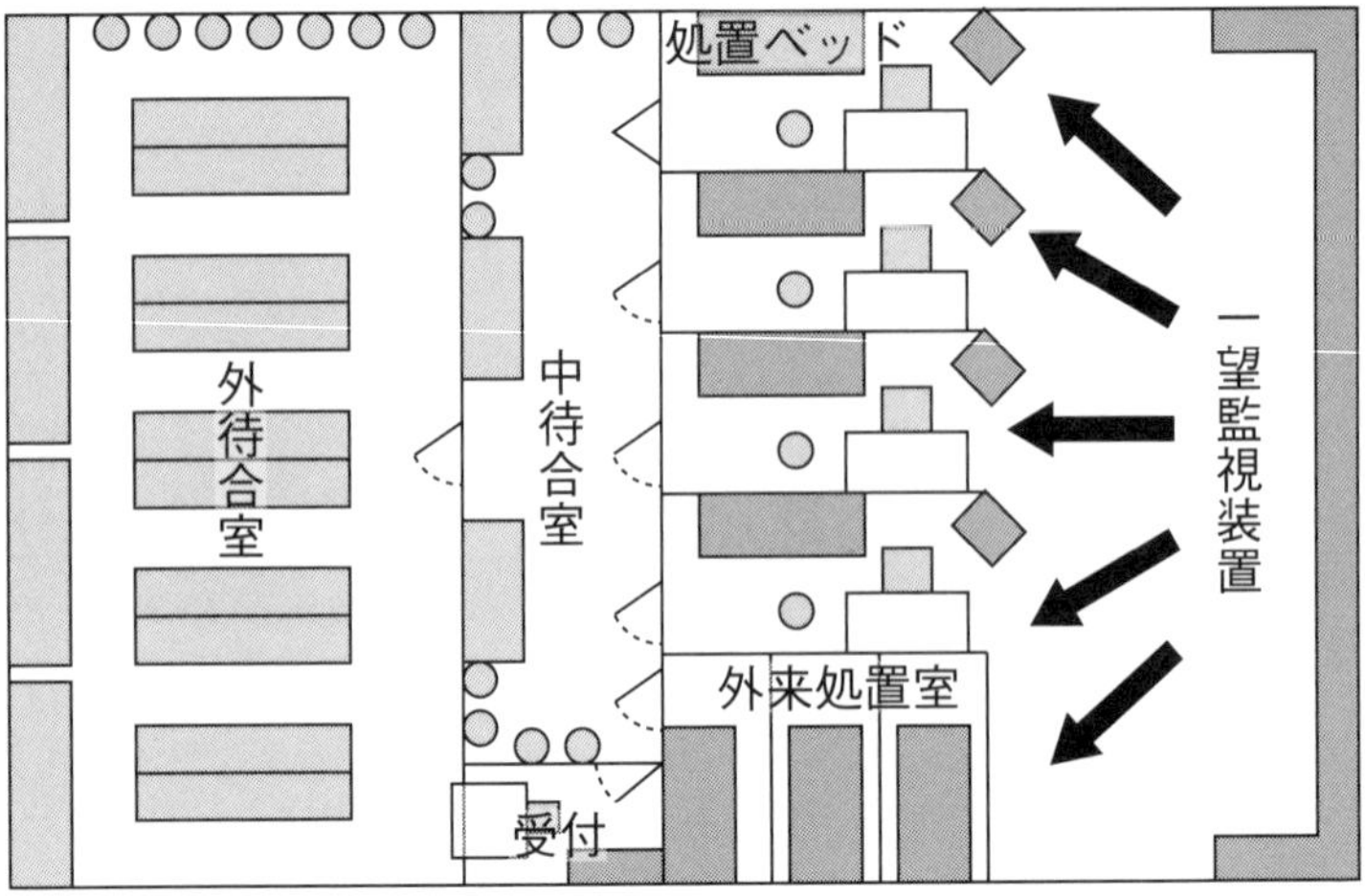

病院の診察室におけるパノプティコン型構造

辻内琢也、田中乙葉：編著『生活習慣病の人間科学Ⅱ』（三和書籍、2012年）より

プティコン（一望監視装置）」と呼び、近代社会の特徴と捉えました。

例えば、典型的な病院の外来診察室の構造を見てみましょう。多くの病院では各診察室の後ろ側は基本的には開いており、カーテンなどで仕切られているだけです。これは看護師が多くの診察室を監視できるというメリットがありますが、患者側からすると、「誰か別の人にも見られたり、話を聞かれたりするのでは」といった潜在《せんざい》的な不安を持たせてしまう可能性があります。これでは患者が安心できず、本当に言いたいことを伝えられない場合もあるでしょう。最近では、プライバシーを尊重し、完全個室の診察室も増えてきましたが、病院という効率性を求めるシステムにおいては「パノプティコン」型の構造がまだ多くのところで見られます。

このように、患者と医師の間には、専門的な知識があるかないかといったわかりやすい「力」の差のほかにも、こうした病院の構造などに潜む、見えにくい潜在的な「力」の不均衡があると言えます。

医療コミュニケーションを困難にするその他の要因

その他にも「医療の不確実性」や「話題の特殊性」などいくつかの特徴が、患者と医師のコミュニケーションを困難にする要因となります。医療の不確実性とは、医療に内在する予測不可能性であったり、患者の多様な価値観を踏《ふ》まえた意思決定が難しかったりすることを指しています。また、話題の特殊性というのは、生死、宗教、性生活などセンシティブな話題がやりとりされることを指しています。

患者と医師のコミュニケーションがなぜ難しいのか、その背景には以上のようなさまざまなことが関係しています。特に「まなざしの違い」と「力の不均衡」は、患者と医師の間に横たわる永遠の課題とも言えるでしょう。

患者の「物語」を理解する――「ナラティブ」の力

患者の話を「物語」として捉える

医師と患者のコミュニケーションにおいては、通常、医師は患者の話を医学的情報や専門用語に置き換《か》え、臨床的な診断に役立つように「解釈《かいしゃく》」しています。それによって効率的に診断に至り、治療行為を行うことができるからです。しかし、医師との面接の中で、患者が語るいわば「物語」は、しばしば医学的情報に還元《かんげん》できる以上のものをはらんでいます。この患者の物語は、「ナラティブ（narrative）」と呼ばれ、近年の医療コミュニケーションにおいて無視できない重要な概念となっています。さて、「ナラティブ」とは一体何でしょうか。

「物語」（ナラティブ）の意味

ナラティブとは「語り」と「物語」という二重の意味があります。「語り」とは当事者（患者）による体験談のことであり、「物語」とは歴史や文学で言うところの物語です。アメリカの心理学者であるジェローム・ブルーナー（Jerome S. Bruner）は、通常の「科学的な知」（彼は「範例的な知」と呼んでいます）とは別に、「物語的な知」があると述べました。科学的な知は、事実の集合体から法則や理論を抽出《ちゅうしゅつ》することができ、短い記号や言葉に還元することができます。それに比べて、物語的な知は、歴史や小説、説話などによって代表されるように、物語ることによってのみ伝えられるとブルーナーは主張しました。

例えば、ドストエフスキーの小説を考えてみましょう。小説の「あらすじ」は要約して短い文章にできるかもしれません。しかし、そこで語られる人間の苦悩や葛藤《かっとう》、複雑に錯綜《さくそう》する思考や感情、人と人の対話や相互行為といったものは、小説の文章を実際に読み、その一つ一つの出来事の意味を解釈しようとする営《いとな》みの中でしか経験することができないでしょう。ナラティブの物語性を無視して要約で事足《ことた》れりとする考え方は、小説『カラマーゾフの兄弟』を「あらすじ」だけ読んで満足するようなものなのです。

この「物語的な知」の概念は、歴史哲学や文学論など社会科学において「物語論的転回（narrative turn）」と呼ばれる大きな影響をもたらしました。さらに医療の分野においてもナラティブの決定的な重要性が認識されるようになりました。医療人類学者のアーサー・クラインマン（Arthur Kleinman）は『病いの語り』（The Illness Narratives）という著書の中で、次のように述べています。

「患者は彼らの病いの経験を、つまり自分自身や重要な他者にとってそれがもつ意味を、個人的なナラティヴとして整理するのである。病いのナラティヴは、その患者が語り、重要な他者が語り直すストーリーであり、患うことに特徴的な出来事やその長期にわたる経過を首尾一貫したものにする」

つまり、クラインマンが見出したことは、患者の語る話には、常に病いの経験としての「物語的な知」が含まれているということであり、一連の病いの経験が「ストーリー」として患者の中で再構成されている、ということでした。

健康と病いの語りデータベース

患者のナラティブを一般の人でも聴けるようにした画期的なサイトがあります。それが「『健康と病いの語り』データベース」（認定ＮＰＯ法人健康と病いの語りディペックス・ジャパン〈http://www.dipex-j.org/〉）です。

ここでは「認知症」「乳がん」「前立腺《ぜんりつせん》がん」「大腸がん検診」「臨床試験・治験」などに分けて、それぞれ当事者（患者）やその家族の「語り」の映像、音声、テキストなどを視聴できます。このデータベースは、病気の診断を受けた人やその家族が、同じような経験をした人たちの「語り」に触れて、病気と前向きに向き合うことができるようにという意図で作られたものです。

例えば「診断されたときの気持ち」として、前立腺がんや乳がんの方がその気持ちを語っています。診断され、治療に取り組んで数年経《た》ってからインタビューを受けている人が多いのですが、そのナラティブの力強さには驚かされます。「診断を受け、地獄に引きずり込まれるようだった。がんなら死ぬ、でも死にたくない、その繰り返しでパニック状態だった」という前立腺がんを患った60代男性の語りがあります。

「朝、宿舎から出ていく前に顔洗って、歯磨いてやっとくと、すぐ近くに電車が、通勤電車が通っとるんですけども、あっこは丘陵地帯なんで、トンネル多いんですね。で、トンネルに、電車が行き交うのにゴーッてな音があって。もうその音聞いただけで、こっちでいう、おぞけづいて。『もう、もう、駄目や』と。もう、もう地獄のほうに引きずり込まれるんじゃなかろうかっちゅう、そんな感じで」

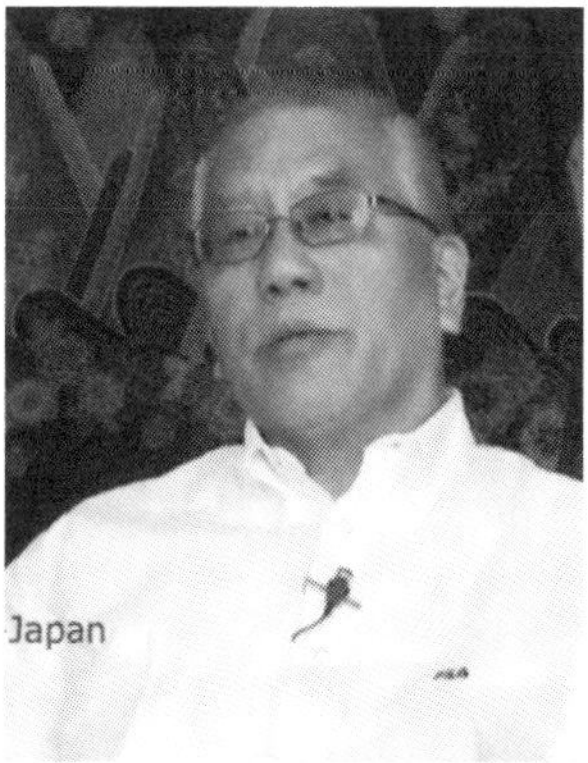

前立腺がんを患った60代男性

がんと診断されたときの気持ちが当時の生々しい感情とともに、本人の口から語られます。その「ナラティブ」には大きな力があります。それは、そのときの気持ちを本人が本人の視点で、本人の「声」で語っているということ、また、そうした「人生の危機」を自分の物語として再構成し、語っているということです。こうした、当事者の「物語」を聴くことは、当事者や家族はもちろん、医療に携《たずさ》わる専門職にも大きな学びを与えると感じています。

人間である医師にしかできない役割

なぜ、医師にとってこの「ナラティブ」を意識することが重要なのでしょうか。さまざまな答えがあると思いますが、私の答えは、患者と医師のコミュニケーションは、二つの「まなざし」の交錯《こうさく》の場であり、患者と医師がお互いの「まなざし」に耳を傾《かたむ》けるという相互行為の中で初めて「対話」が成り立つと考えるからです。

二つの「まなざし」とは、疾患と治療を目的とした「生物医学のまなざし」と、病いの理解と癒《いや》しを目的とした「生活世界のまなざし」です。もし医療面接が、単に医師にとって診断と治療のために必要な医学的情報を患者から引き出すためのものであるなら、患者の「生活世界のまなざし」は無視されていることになります。そのような一方的な情報収集の場は「対話」とは呼べません。そしておそらく、将来、そうした単なる情報収集の役割は人工知能やロボットに置き換わっていくのではないでしょうか。

人間である医師が果たすべき役割とは、患者の物語に耳を傾け、医学的視点に還元されることのない患者の「まなざし」を理解し、それに共感することなのだと思います。

「白衣」の効用――専門性か権威か

「白衣」はなぜ必要なのか

「白衣《はくい》」にはどんな効果があるのでしょうか。なぜ、医師は白衣を着ているのでしょう。改めて考えてみると、意外と知らない方が多いのではないでしょうか。

私の白衣のイメージは、ドラマ化もされた小説『白い巨塔』の財前教授の総回診の場面で、白衣を着た医師の集団が表すように、権威や権力の象徴というふうに見えます。私自身、医療者としてはクリニックで白衣を着ていますが、できることなら白衣は着たくないと感じています。また、最近は白ではなく、緑色や紺色の半袖タイプを着ている医師も増えました。これは「スクラブ」と呼ばれています。アメリカのテレビドラマ「ＥＲ」などで医師たちが着ている服です。さて、白衣の「効用」とはどんなものでしょうか。まずは、その歴史から見てみましょう。

黒から白へ変わった理由

白衣が医師の服装として採用されたのは19世紀後半以降のヨーロッパやアメリカだと言われています。それまでの医師は、なんと黒い服を着ていました。礼服のように、黒はフォーマルな場

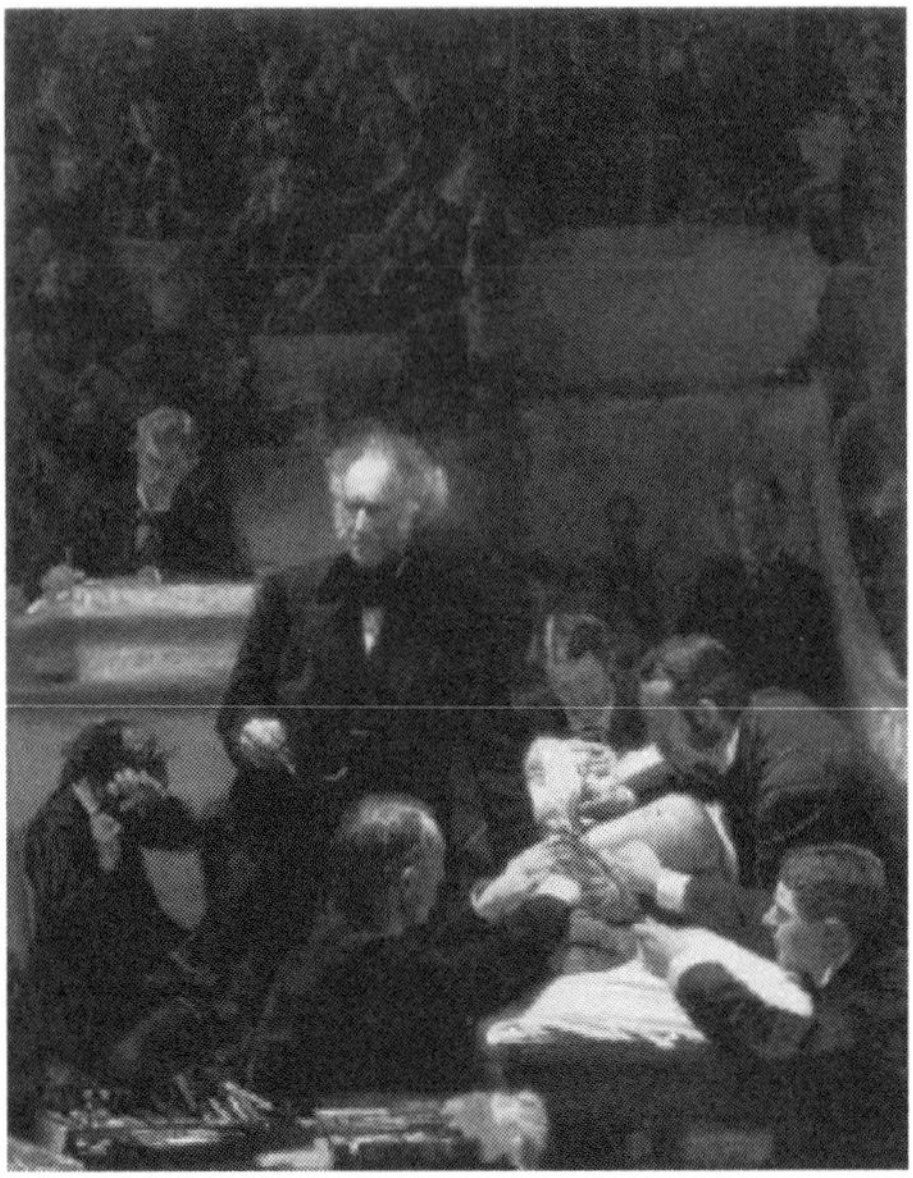

黒い服を着ている大学病院の医師たち
（トマス・イーキンス作、1875年）

にふさわしい色と見なされていたのです。

上図は、１８７５年にアメリカの画家トマス・イーキンス（Thomas Eakins）が大学病院での手術の様子を描いたものです。医師たちは黒い服を着ています。

では、その後なぜ白衣を着るようになったのでしょうか。それまで経験や民間治療に頼っていた医学は、19世紀半ばに細菌学や解剖学の発達により飛躍的に進歩します。これ以降、医学は「科学」の延長と捉えられるようになり、科学者と同じように「白衣」を着るようになったのです。科学者は、薬品などから身を守り、清潔を保つために長袖の白衣を着ていたからです。

次ページ図は、同じくイーキンスが１８８９年に描いた、やはり大学病院での手術場面を描いたものです。医師たちは全員白衣を着ています。わずか14年という短期間に、医学が「科学的」

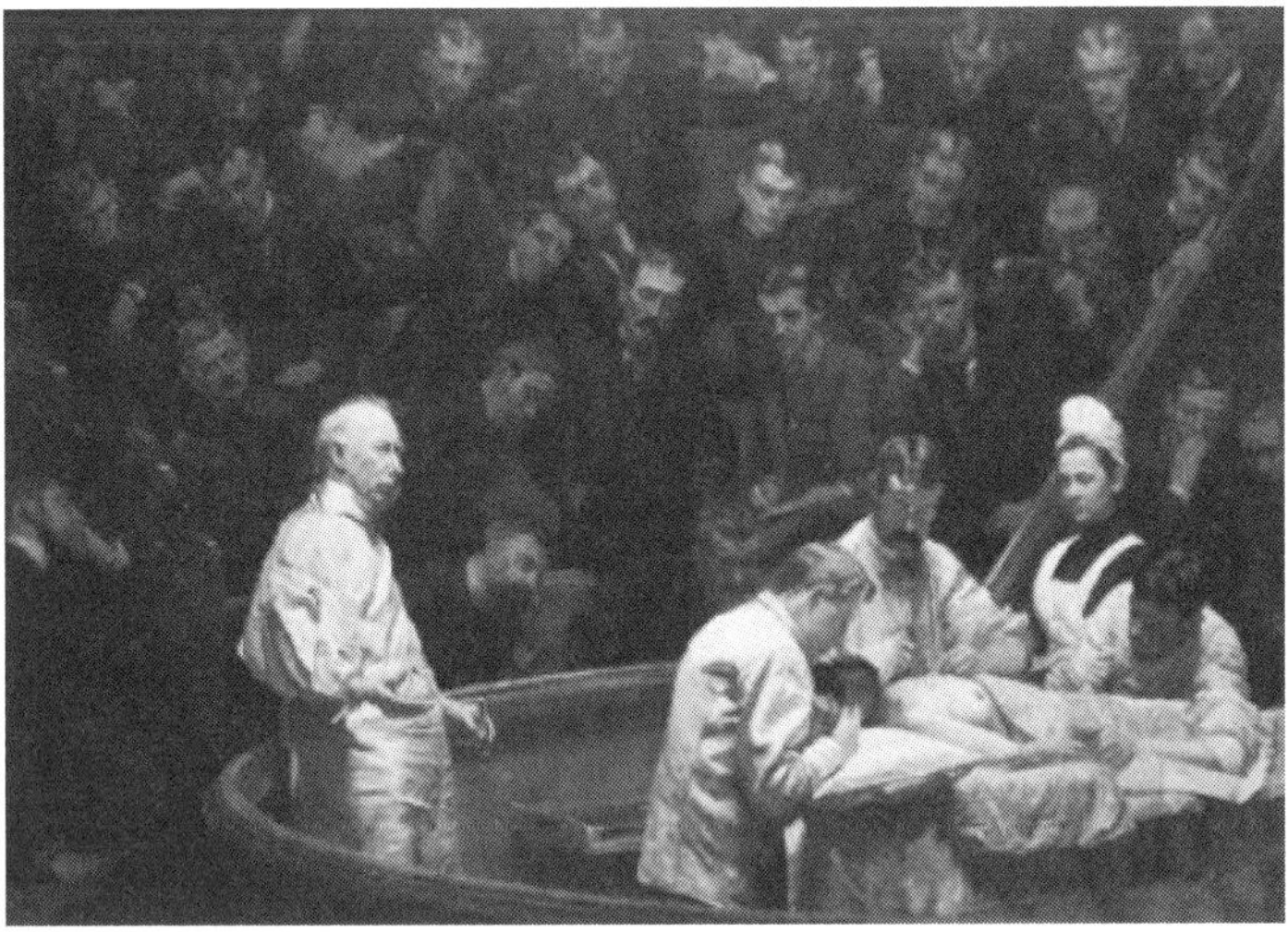

白い服を着るようになった大学病院の医師たち
（トマス・イーキンス作、1889年）

なものへと劇的に変化した証拠といえるでしょう。

イギリスでは「長袖白衣」は原則禁止に

現在では、医師の服装は非常に多様化しています。長らく標準的であった長袖の白衣は、感染制御の観点から「望ましくない」とされる時代になりました。白衣の袖などが細菌で汚染され、患者への感染源になっていることが示されたからです。イギリスでは2007年に、長袖白衣の着用を原則禁止するガイドラインが出されました。それを受けて、半袖白衣の標準化が日本でも進んできています。外来や訪問診療の医師では白衣を着ない医師も増えているようです。

また、もともとは手術用であった半袖V

ネックの「スクラブ」を見かけることも多くなってきました。着替えが容易で、動きやすく、カラーバリエーションが豊富なことなどが人気の理由のようです。

ところで、そうした医師の「白衣」は、患者―医師関係にどのような影響を及ぼすのでしょうか。白衣は、権威の象徴として患者との間に「壁」をつくってしまうのか、逆に患者の信用が増すのか。あるいは、白衣とスクラブでは影響が異なるのか。次に、白衣に関する研究結果を中心に見てみましょう。

患者は白衣の「専門性」や「清潔感」を重視する

これまで欧米やアジアなどで、医師の服装と患者の認識に関する複数の研究が行われています。例えば、白衣、スクラブ、スーツスタイル、カジュアルなどいくつかの写真を示し、どれが好ましいか答えてもらうものです。ほとんどの研究で、患者は医師の服装として、白衣が最も好ましいと考えているという結果でした。好まれる理由として、「信頼感を感じる」「プロフェッショナルであると感じる」という側面が強いようです。カジュアルな服装は白衣よりも「親しみやすさ」を与えるのですが、患者が医師の服装でより重要視するのは「親しみやすさ」よりも「プロフェッショナリズム」なのです。

日本では1999年の研究で、大学病院の外来患者599人を対象に、白衣を着た医師に診てもらうグループと、私服の医師に診てもらうグループに分け、患者の認識を比較しました。結果は、白衣を着た医師に診てもらったほうが医師への好感度が高いというものでした（71％対39％）。しかし、白衣を着た医師に診てもらうグループの方が、より緊張を感じていました（42％対33％）。また患者の年齢層別に比較すると、70歳以上で白衣を好む割合が明らかに高くなっていました。つまり、高齢者は白衣を好む傾向にあることがわかりました。

また2010年には、聖路加《せいろか》国際病院で外来患者1483人を対象に、白衣、スクラブ、セミフォーマル（シャツにネクタイ）、カジュアルの4種類を比べた調査が行われました。結果はやはり、白衣が最も好まれました。その次に、スクラブ、セミフォーマル、カジュアルの順となりました。白衣が好まれる理由は、「プロフェッショナルであると感じる」や「清潔感を感じる」というものでした。

白衣の「権力」の両面性

さまざまな研究結果から見ると、患者視点では現在でも医師の服装として白衣が最もふさわしいと見なされているようです。一昔前から現在まで、白衣は一貫して患者に人気があるといえるでしょう。特に高齢の患者の場合、より信頼感が増すという効果があるようです。スクラブに関しては、若い世代には受け入れられやすいかもしれませんが（テレビドラマなどの影響もあるのでしょうか）、年齢層が高くなるほど不適切と考える患者が増える傾向があります。

とはいえ、「白衣」には、患者に「緊張を感じさせてしまう」という研究結果が示すように、患者と医師の間の「力の不均衡」を生み出している側面もあります。白衣を着た医師の前で血圧を測定するときだけ数値が上がってしまうけれど、自宅で測《はか》ると正常値という方もいます（「白衣高血圧」という名前が付いています）。しかしながら、それと同時に、白衣を着ている医師だからこそ、信頼感や専門性を感じるというポジティブな側面もあるようです。

目は口ほどにものを言う——非言語コミュニケーション

映画で学ぶ非言語コミュニケーション

医療コミュニケーションにおいて、言葉以外の側面、つまり非言語コミュニケーションは実はとても大きな影響力を持っています。

そのことを感じてもらうために、まずは、次の二つの診察室での場面を比べてみてください。患者には胃の症状があり、某病院の外来を受診しました。何かの病気を心配しているようです。

【場面1】

医師「どうぞ。……えーっと、軽い胃潰瘍《いかいよう》ですね」
患者「正直に、本当のことをおっしゃってください。胃がんだとおっしゃってください」
医師「いや、今申し上げたように、軽い胃潰瘍ですから」
患者「手術は、手術も不可能なんですか？」
医師「もちろん、手術の必要はありません。内科的に治ります」

【場面2】


（患者は身長160㎝くらいで痩《や》せ型。髪は白髪まじりで乱れている。額《ひたい》には幾本もの深い皺《しわ》があり、暗い表情をしている。しばしば下を向き、溜《た》め息をつく。年齢は60代くらい。コートを腕にかかえ、猫背でゆっくりと重い足取りで診察室に入ってくる）

医師「どうぞ」

（医師に促《うなが》され、席につこうとするも、その足取りは重く、ゆっくりと荷物を置こうとするときに、医師が背中から話しかける）

医師「えーっと、軽い胃潰瘍ですね」

（患者は、ショックを受けたように持っていたコートを落とす。目を見開き、ごくりと唾を飲む。医師のほうをふりかえり、弱々しい小さな声で医師に話しかける）

患者「正直に、本当のことをおっしゃってください。胃がんだとおっしゃってください」
（医師は食い入るように見つめる患者の視線に耐《た》え切れず、ときおり視線をそらしたり、目を下に向けながら話す）
医師「いや、今申し上げたように、軽い胃潰瘍ですから」
（患者はがっくりとうなだれてしまい、しばらく下を向く。その沈黙の間、医師は無表情に患者を見つめている。となりにいた看護師が患者を気遣《きづか》うように、落としたコートを拾い上げて棚に置く。患者は再度ゆっくりと顔をあげ、振り絞るような声で医師に語りかける）
患者「手術は、手術も不可能なんですか？」
（必死の形相《ぎょうそう》で質問する患者に対して、医師は無理に冷静を装《よそお》うように、やや軽い感じのトーンで答える）
医師「もちろん、手術の必要はありません。内科的に治ります」

いかがでしょうか。これは、黒澤明《くろさわあきら》の映画『生きる』（１９５２年）の一場面、主人公の男性が医師から胃がんの告知を受けるシーンでした。私はこのシーンがとても好きで、医学生対象のコミュニケーションの授業などで、この場面を見せて考えさせたりしています。

場面１も場面２も、医師と患者の言葉はまったく同じです。しかし場面２では、医師と患者のコミュニケーションの様子が一段とリアルになりました。場面２で変わったのは、情景描写が入ったことと、医師と患者の表情、目線、振る舞い、声のトーンや大きさなどの説明が入ったからです。

このような言語以外のコミュニケーションの要素のことを、「非言語コミュニケーション（Nonverbal あるいは Nonlinguistic Communication）」と呼びます。コミュニケーション学者のレイ・バードウィステル（Ray Birdwhistell）によれば、非言語コミュニケーションは、コミュニケーション全体のおよそ7割を占《し》めるとされており、言語的コミュニケーションよりもはるかに大きな影響を持っているのです。

非言語コミュニケーションの三つの要素

日本大学芸術学部教授（パフォーマンス学専攻）の佐藤綾子《さとうあやこ》氏によるとコミュニケーションの非言語的要素は音声的要素、動作的要素、外見的要素の三つに分かれます（次ページの図表参照）。

音声的要素はパラランゲージ（周辺言語）とも呼ばれ、声のトーンや大きさ、話の間《ま》など、言語に伴《ともな》う要素のことです。動作的要素は、顔の表情やアイコンタクト、身体の姿勢や動きなどのことを指します。外見的要素は、服装や身だしなみ、体型のことです。

アイコンタクトと微笑みの重要性

非言語コミュニケーションの中でも特に重要なのが、顔の表情、特に「目の動き」と言われて

1	音声的要素 (周辺言語：パラランゲージ)	・声の高低、ボリューム ・話の間(ま)、スピード
2	動作的要素 (キネシクス)	・顔の表情(目の動き、眉の動き、口の形) ・視線(まばたき、凝視の方向、凝視の時間、瞳孔の拡張) ・指・手・腕の動き、腕組み ・姿勢(向き、傾き、立ち方) ・首のうなずき、傾げ方 ・身体全体の移動時間 ・足の動き、開き方
3	外見的要素	・身体的特徴・体型(体重のコントロール) ・人工物(服装、装身具、持ち物)

非言語的コミュニケーションの要素
佐藤綾子：著『医師のためのパフォーマンス学入門――患者の信頼を得るコミュニケーションの極意』(日経BP社、2011年)より

います。冒頭の映画『生きる』の場面でも、患者の気持ちや、医師の心理は、表情や目の動きに顕著《けんちょ》に表れていました。

日本人の二者間での対話におけるアイコンタクトの長さは、平均して1分当たり32秒という結果が出ています。これは普通の会話場面ですので、医師と患者の間ではもっと短いかもしれません。「医師がパソコンのほうばかり見て、自分の目を見てくれない」という患者さんの不満をあちこちで聞きますが、紙カルテから電子カルテ時代になった現在、以前よりも一層ひどくなったようにも思います。

また微笑《ほほえ》みも重要な要素です。微笑みのないアイコンタクトは、相手に威圧感《いあつかん》を与えてしまい、逆効果となります。前出の佐藤氏は、アイコンタクトを形成するのは、①見つめている方向、②見つめている時間の長さ、③上眼瞼挙筋《じょうがんけんきょきん》(上まぶたを引き上げる筋)の張《は》り、と言います。特に③の目の周《まわ》りが微笑みをたたえているかどうかは、アイコンタクトの印象全体を決めると言います。

例えば、医師が口では「心配するほどのことではありませんよ」と話していたとしても、微笑みがなかったり、目の周りの筋肉が動いてなかったりする場合、とても不自然に感じるでしょう。患者としては、医師が何かを隠しているといった印象を持ってしまうかもしれません。

しかし、教育者としては、こうした非言語コミュニケーションを医学生に教えることは結構難しいと感じています。スキルとして教えてしまうと表面的な行動だけの模倣《もほう》になってしまったり、全体として不自然に見えてしまったりすることも多いからです。

微笑みすぎて患者に怒られてしまった話

研修医の頃の経験で、反省すべき恥《は》ずかしい話があります。血液透析《とうせき》を長年やっている高齢男性の回診をやっていたときでした。血液透析というのは慢性腎臓《じんぞう》病の方が、血液をきれいにするために週３回、１回数時間もかけて行う治療のことで、腕から血液を抜かれダイアライザーという機械を通して、きれいな血液が体内に戻されます。

その男性に「体調はいかがでしょうか」と話しかけたところ、「血圧が２００にもなっているんだよ」と言われました。血液透析をやる方は、透析する前は体に水分が貯留《ちょりゅう》しているので、かなり高い血圧になっている方も多いのです。この方も毎回この程度の血圧なのかなと思い、微笑みながら「そうなんですね」と答えたところ、患者さんが怒り出し「こっちは心配して言っているのに、何笑ってるんだ！　もう君には診てもらいたくない！」と拒絶されてしまいました。改めて考えると、患者さんが不安な気持ちで高い血圧を訴《うった》えているのに対して、その気持ちを理解せずに微笑んで返答してしまったのは不適切であり、またプロとしてどう対処するのかを伝えなかったことも不誠実であったと、痛烈《つうれつ》に反省させられる経験でした。

微笑みという非言語コミュニケーションは、このように場合によっては逆効果になってしまうこともあります。これは医師の「ユーモア」に共通することですが、適切に使えばコミュニケーションの潤滑油になり、不適切な場面では逆効果になるのが、こうした非言語コミュニケーションの特徴と言えるでしょう（医師の「ユーモア」については、第4章の「『雑談力』と『ユーモア』を養う」〈P196〜〉を参照）。

医学教育でどう教えるか

今回は取り上げることができませんでしたが、アイコンタクトや微笑み以外にも、医師の立居振る舞いは、あらゆる要素が患者とのコミュニケーションに影響を与えています。例えば、話すときのジェスチャー、姿勢、患者との距離や位置関係、話の間の取り方などです。

こうしたすべてのパフォーマンスを医学教育で学生や研修医にトレーニングすることはなかなか難しいのですが、少なくともアイコンタクトを意識することや、話すときの姿勢、声のトーンなどについては、模擬《もぎ》患者（患者の演技をする専門の人）との医療面接実習などを通して教育できる時代となりました。今後も、こうしたコミュニケーションスキルの教育はさらに重要性を増していくと思います。

患者と医師の「対話」はなぜ必要か

「対話」とは何か

「対話」というと、その原点は古代ギリシャのソクラテスまで遡《さかのぼ》ることができます。ソクラテスは「対話」することで、真の「知」に近づいていくことができると考えました。それから長い時を経た現代でも、あらゆる場面で「対話」の重要性が強調されています。

「対話」とはなんでしょうか。人と人が話をするというコミュニケーションのことでしょうか。しかし対話は単なる「コミュニケーション」とは、また少し違《ちが》った意味を持っています。ここでは、医療コミュニケーションにおける「対話」の意義について考えてみたいと思います。

「対話」と「コミュニケーション」の違い

患者と医師のやりとりにおいて、医師が重視するのは、患者から重要な情報を聞き取り診断につなげることであり、また患者に対して病状や治療方針について説明することです。一方、患者の側としては、自分の症状の具体的な経験を医療者に理解してもらい、症状や日常生活に関する心配ごとを解決していくことと言えるでしょう。

さて、「対話」と「コミュニケーション」の違いに関して、アメリカの物理学者デヴィッド・ボーム（David J. Bohm）はその著書『ダイアローグ』の中で次のような趣旨《しゅし》のことを述べています。

「コミュニケーション（Communication）」の語源は、ラテン語の「Commun」（共通の）からきており、つまり「何かを共通のものにする」ことである。すなわち、ある人から別の人へ、できるだけ正確に情報や知識を伝えるという意味を持つ。

一方、「対話（Dialogue）」の語源は、ギリシャ語の「Dialogos」に由来しており、「Logos」（言葉）と「dia」（〜を通して）、つまり言葉を通して意味をやりとりするという意味である。これは複数の人の間に一種の「意味の流れ」が生じ、そこから何か新たな理解が生まれてくる、という意味である。

「コミュニケーション」は、発話した人が想定した意味をできるだけ正確に相手に伝えるやりとりであるのに対し、「対話」は、想定された意味を伝えるだけでなく、お互いのやりとりから新たな意味が生まれてくるような相互的かつ構成的な行為ということになります。例えるならば、コミュニケーションは意味ができるだけ変わらないような「伝言ゲーム」を目指しているのに対し、「対話」は、お互いの考えや価値観を理解するような言葉の「キャッチボール」をする中で、そこから新しい遊び（ゲーム）自体を生み出すような行為、と言えるでしょう。

例えば、次のようなやりとりは、前述した定義でいう「コミュニケーション」でしょうか。あるいは「対話」でしょうか。

医師「症状からすると風邪だと思います。感冒薬《かんぼうやく》を出しておきますね」
患者「風邪なら抗生《こうせい》物質を出してもらえるんですよね？」
医師「風邪には抗生物質は効かないんですよ。風邪はウィルスが原因ですから」
患者「あ、そうなんですね。……わかりました」

これは「コミュニケーション」の例であり、「対話」とは言えないでしょう。なぜなら、医師は自分がもともと持っている自分の「見解」（情報に価値判断が付随《ふずい》したもの）を相手にそのまま伝え、説得しようとしているからです。こうした説得モデルでは、医師は永遠に患者の考えや価値観を理解することはできません。

なぜ患者は「風邪には抗生物質が効く」と考えているのでしょうか。まず自分の見解を相手に納得させようと考える前に、ふと立ち止まり、相手はなぜそんな考えや価値観を持っているのだろう？　と好奇心を持ち、聞いてみることから「対話」が始まります。

「対話」においては絶対的に正しい考えというのはありません。個人が持っている考えは「情報」に個人の価値判断（正しい／正しくないなど）が付随した「見解」あるいは「意見」であると考えることができます。「対話」においては、どの人の考えも「見解」「意見」という意味では対等なのです。

「対話」が成立するためには？

ドイツの哲学者ホルスト・グロンケ（Horst Gronke）は、患者と医師のやりとりがうまくいったときには、その相互作用が一方向的ではなく、双方向的となり「対話」になると言います。「短時間の診断とそれに続く薬の処方では、今日の患者たちはもう満足しないと言っていい。（中略）医師の側ではたんに指示を出すだけではなく、患者の質問、気がかり、不安を引き受けること、いや患者を励《はげ》まして話をするように仕向け、できるだけたくさんのコミュニケーションがとれるようにすることが必要なのである」と。

先ほどの例が「対話」になるためには、どうすればよいでしょうか。例えば、このようなやりとりを見てみましょう。

医師「症状からすると風邪ですね。感冒薬を出しておきますね」
患者「風邪なら抗生物質を出してもらえるんですよね？」
医師「えーっと、なぜ、抗生物質が必要だと思うんでしょうか？」
患者「あ、いえ、風邪を早く治すには抗生物質が一番かな、と」
医師「なるほど、ひどい風邪には抗生物質が効くと考えているわけですね……」

医師は、患者の「抗生物質がほしい」という要求に対して、自分の「見解」を守ろうとして押し通すのではなく、オープンな態度で、相手の発言の裏にある相手の考えを理解しようとして、「なぜ、そう思うんでしょうか？」という質問を返しました。「対話」を成立させるためには、自分の見解を一方的に主張し、説得するのではなく、相手の考えや価値観を理解しようと努《つと》めること、つまり「聴くこと」が決定的に重要なのです。

患者と医師の「対話」は医療訴訟を減らす？

医療コミュニケーションにおいて「対話」が成立すると、どのような良いアウトカムがあるのでしょうか？　いくつかの研究結果で、「対話」は患者の満足度や医師への信頼感につながることが示されています。米国では医師への信頼が損《そこ》なわれると訴訟《そしょう》に発展しやすいことから、訴えられた医師とそうでない医師のコミュニケーションを比較した興味深い研究があります。

オレゴン健康科学大学の1997年の研究では、訴訟を起こされた医師とそうでない医師、計124人において、患者との会話を記録分析し、比較しました。訴えられた医師は、そうでない医師に比べて、診療時間が短く（1・5～3分）、パートナーシップのためのやりとり（例えば、患者の意見や話したことの理解、診察への期待を尋《たず》ねる、患者が言ったことを言い換えたり解釈したりする）が少なく、ユーモアや笑いが少ない、といった違いが認められました。パートナーシップのためのやりとりとは、「対話」が成立するようなやりとりとほぼ同義と考えてよいでしょう。

つまり、医療コミュニケーションにおいて「対話」が少ないと、患者満足度が下がり、医療訴訟が多くなると考えることができます。他にも、医師が支配的なコミュニケーションをとった場合、患者の満足や医療者に対する信頼が下がるという多くの研究結果が出ています。

「対話」によってパートナーシップを形成する

患者と医師のやりとりにおいて、今日ではますます「対話」が必要とされています。なぜなら、患者はもはや医師の意見を鵜呑《うの》みにするような親子のような関係性では満足せず、自分の考えや意見を積極的に主張し、治療に対しても自分の考えを取り入れた上で協働して意思決定してくれるようなパートナーのような医師を求めているからです。「対話」するということは、患者も医師も対等の立場に立ち、お互いの考えを深く理解できるような関係性を構築することを意味しています。そこから、相互理解と信頼を軸とした治療的関係性が構築され、より良い治療プロセスに進めるのです。

医療コミュニケーションにおける「対話」の本質とは、医師は患者の考えや意見をうまく引き出すような質問をして積極的に「聴く」こと、また患者も医師に対してオープンに話したり質問したりすること、そしてそこからお互いに対等なパートナーのような関係性を生み出していくこと、と言えるでしょう。

フィンランドで見た「対話」の本質

「開かれた対話」

「オープンダイアローグ（Open Dialogue）」というものを聞いたことがあるでしょうか。今、精神医療の世界で大変注目されている手法で、フィンランドで始まった「対話（ダイアローグ）」によって患者の症状を緩和《かんわ》しようという実践です。

私は２０１７年４月に１週間、フィンランドはヘルシンキと西ラップランド地方にこのダイアローグの実際の様子を視察に行ってきました。そこではダイアローグによる精神疾患の方へのアプローチや、不登校の子供の問題などに対して「予防的な」ダイアローグが行われたりしていました。その経験をもとに、フィンランドでの「ダイアローグ」の取り組みをご紹介したいと思います。

「対話」で統合失調症が治る⁉

オープンダイアローグは、フィンランドの西ラップランド地方で、精神疾患の患者に対して30年以上にわたり実践されているもので、特にこの数年来、日本の精神医療・福祉領域において注目を集めています。具体的には患者とサポーター（家族や友人）に対して、複数の医療者（看護師や心理士、医師など）が対話ミーティングを行います。この対話ミーティングを何度か繰り返すことで、患者の妄想《もうそう》などの症状が顕著に良くなるのです。

この西ラップランド地方の精神保健チームのダイアローグの実践によって、統合失調症の年間発病率が12年間で10万人中33人から10万人中7人へと減少したという統計が出ています。また、抗精神病薬の服用率も著明《ちょめい》に減少しており、この地域でダイアローグを受けていた患者の抗精神病薬の服用率はわずか17％であったのに対し、他の地域では75％でした。その他にも、この地域の精神患者の就労率や求職率が他の地域よりも高いなど、さまざまな良い成果が挙がっているのです。

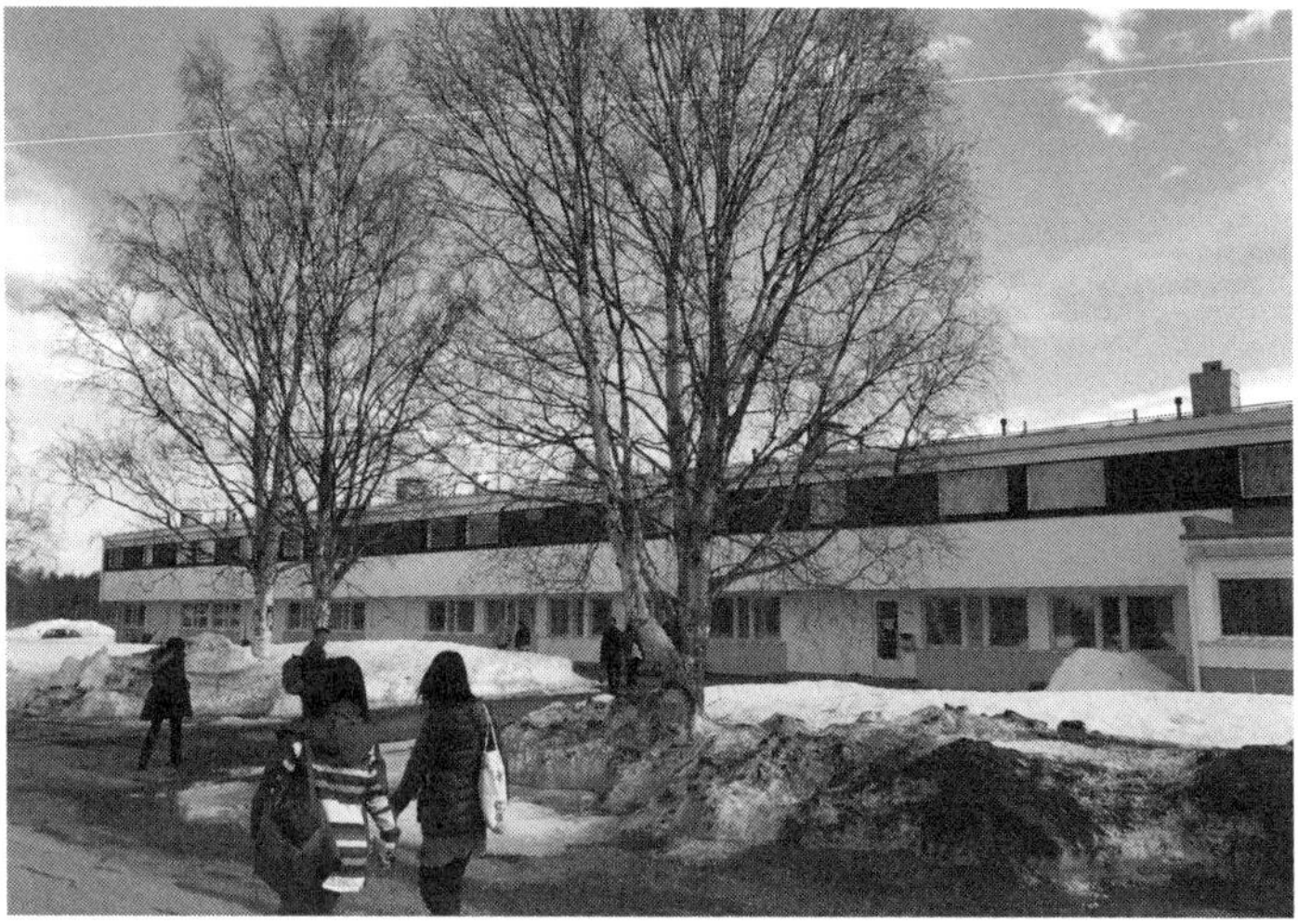

ケロプダス病院の外観

ここで行われている「対話（ダイアローグ）」とは、どんなものなのでしょうか。

「幻聴を聴いてみよう」という取り組みから始まったダイアローグ

オープンダイアローグは、１９８０年代に西ラップランド地方のケロプダス病院という病院で始まりました。この病院は、首都のヘルシンキからさらに北へ約７００㎞向かったトルニオという町にあります。私が訪問したときは、町全体がまだ雪の白い色に覆《おお》われ、すぐ近くに森や湖が見える田舎町でした。

ケロプダス病院で、長くダイアローグを実践している看護師のミアさんからお話を聞きました。オープンダイアローグが始まった80年代初め、何が変革のきっかけとなったのか。それは、当時、精神患者の妄想や幻聴《げんちょう》の内容を詳しく聴くことはタブーとされていた精神治療のスタン

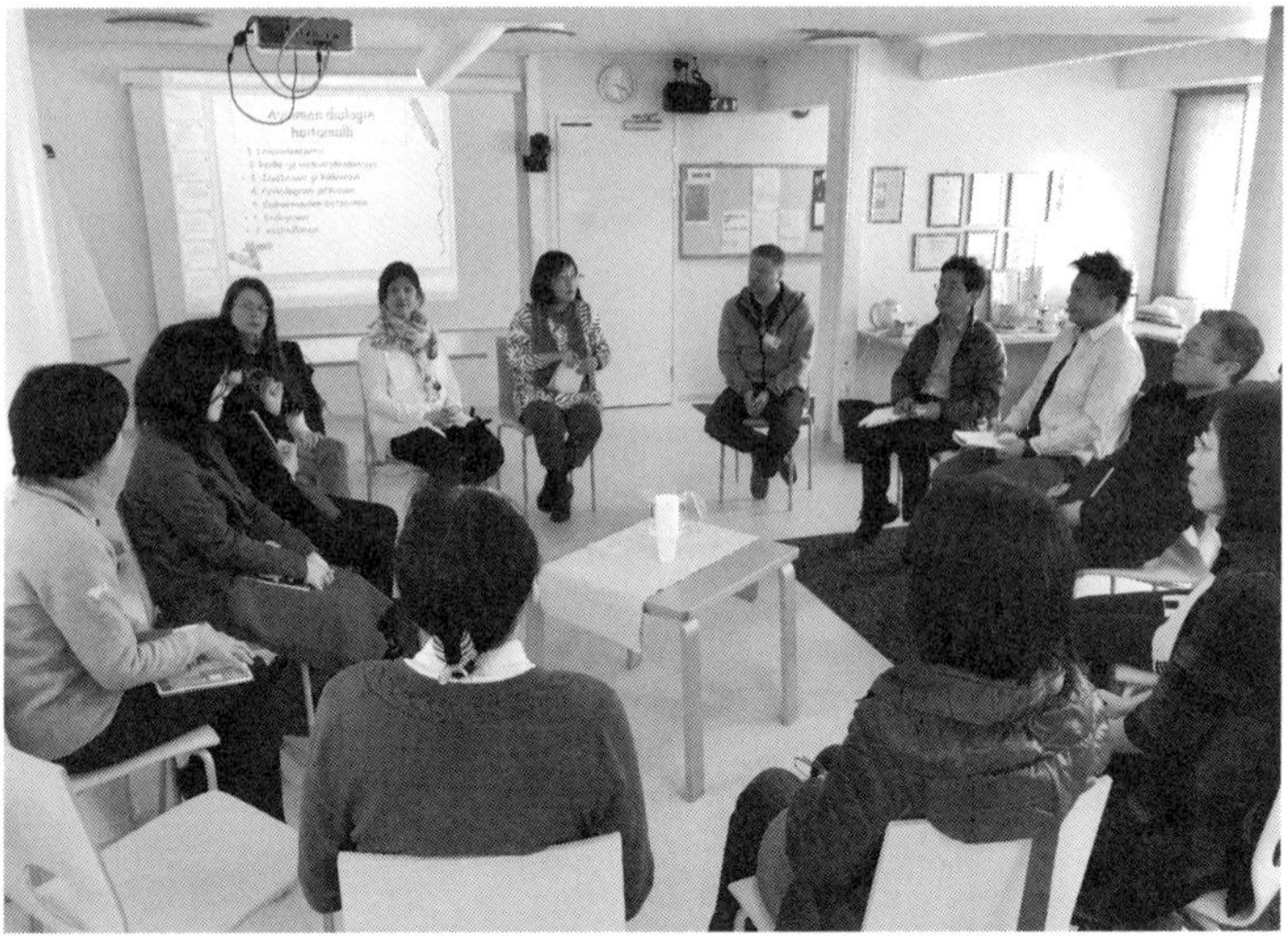

ケロプダス病院でのダイアローグ研修の様子

ダードに抗《あらが》って、当時の院長が「幻聴の内容をもっと聴いてみよう」ということを始めたのです。そして、患者だけでなく、その家族をそこに呼んでみようということも始まりました。「幻聴」について耳を傾け、患者と家族を一つのシステムと捉え、医療者側も医師のみならず、看護師や心理士など複数の専門家が必ず同席するということになりました。これにより、専門職間の壁が取り払われ、対等な関係性が生まれていったそうです。

また、1984年に「患者本人がいないところでは重大な決定はしない」ということを病院全体で決めました。これにより、患者に関する専門家の考えも、患者や家族の前でオープンに述べられることになり、患者にとって安心できる場がつくられていきました。

オープンダイアローグの「開かれた」とい

うのは、ここに原点があるようです。

「不確実性」を大事にする

オープンダイアローグには左記の表に示すような七つの原則というものがあります。例えば、②の「社交ネットワークという視点」とは、先ほど述べた、患者を家族や友人などと一緒に見る姿勢や複数の専門家が必ず関わるといった原則のことを指しています。

この中でも、⑥の「不確実性への耐性」という原則は、私にとって衝撃的でした。というのも、この原則は、対話においては「患者を病名で見ない」ことや、「早急に解決や結論を求めない」という姿勢を指しているのです。

一見これは難しいことのように思えます。医師は病名で患者の病態をカテゴリー化し、診断して治療を目指すことに慣れているからです。

しかし、オープンダイアローグにおいては、専門家たちも病名や専門用語を使わず、患者を病名で見ないという姿勢が徹底されています。また、対話における応答の中で、結論を求めずに、患者と対等な立場で、患者の症状や不安について一緒に探《さぐ》っていくという立場をとります。「あなたは○○病です」ではなく、「あな

オープンダイアローグの七つの原則

① 即時援助
② 社交ネットワークという視点
③ 柔軟性と機動性
④ 責任
⑤ 心理的継続性
⑥ 不確実性への耐性
⑦ 対話主義

たの人生ではどんなことが起きているのですか?」、「あなたの幻聴について教えてください」という聞き方をしていくのです。このことを、ケロプダス病院の方は「不確実性へ開いていく」という表現をしていました。

「不確実性への耐性」とは、不確実性を許容する寛容《かんよう》さを身につけるということ、不確実性へと開いていくような対話のやりとりを目指し、結論が出なくてもその曖昧《あいまい》な状態に耐えること、病名でラベリングして一方的にアセスメントしないこと、などを意味します。結論は誰にもわからないので、ダイアローグは、そのような偶然性と未知への可能性が開かれている一つの旅なのです。

心配を緩和し「希望」を生み出す対話

フィンランドでは、オープンダイアローグのように治療的枠組みだけでなく、「予防的な」取り組みとして「未来語りのダイアローグ(Anticipation Dialogue)」というアプローチも行われています。これは、子どもや青年、高齢者などが不安や心配ごとを抱《かか》えており、長期的に行き詰《づ》まっているケースなどに対して行われるものです。具体的には、不登校の子どもや、長期の失業者、高齢者が施設へ入所するときの問題などです。

こうしたケースに対して、「未来語りのダイアローグ」では、当事者とその家族や友人、関係する専門家などに集まってもらい、ファシリテーター(進行役)が対話ミーティングを行います。

ファシリテーターは質問を重《かさ》ねながら、当事者たちに「未来を想起」させるような対話を重ねていきます。その中で当事者の中に未来に対する「希望」が生まれ、心配ごとが緩和されるのです。

日本においては、まだこれらのダイアローグの取り組みは始まったばかりで、その黎明期《れいめいき》と言えるかもしれません。人間中心的なやり方で、人を癒《いや》し回復させていく、この「ダイアローグ」の取り組みに、私は大きな希望を感じています。

カフェで対話を――医療カフェの取り組み

カフェでの対話活動とは

最近、周りで「○○カフェ」という取り組みをよく耳にするようになりました。実際に、街中のカフェなどで、あるテーマに関して対話や学び合いを行うものだったり、当事者やサポーターが集まるサロンのようなものだったり、内容はさまざまです。医療関係では「認知症カフェ」が最も有名なものの一つだと思います。

私自身も、2010年より市民・患者と医療者の対話の場「みんくるカフェ」というものを定期的に開催しています。誰でも来ることができる、みんなに来てほしい、そんな願いを込めて「みんくる」と名付けました。２０１7年12月現在で、これまで計41回のみんくるカフェを東京で開催しました。

みんくるカフェを始める前に、診療の中で私が日々感じていたのは次のようなことでした。「患者さんは、本当はもっと医師といろいろと話をしたいのだけれど、遠慮《えんりょ》して言葉を呑《の》み込《こ》んでいるのではないか」と。通常の外来診療は、半日で数十人を診察しなくてはいけないので、一人にかけられる時間は限られています。もっと患者さんや市民の話を、診察室の外で、ゆっくり時間をかけて聴けるような場をつくってみたい。そんな思いが、この活動を始めるきっかけでした。

カフェ活動の系譜

いわゆる「カフェ活動」にはどのような系譜《けいふ》があるのでしょうか。カフェ活動の系譜には少なくとも以下の三つがあります。すなわち、「哲学カフェ（サイエンスカフェ）」「ワールドカフェ」そして、「アルツハイマーカフェ（認知症カフェ）」の系譜です。

「哲学カフェ」は、フランスとイギリスにその起源《きげん》をたどることができます。１９９2年、フランスの哲学者マルク・ソーテ（Marc Sautet）は、「哲学を大学から市民の元へ」というコンセプトのもと「哲学カフェ（Café Philosophique）」を始めました。実際に街のカフェに市民と学者などが集まり、哲学の話題についてのスピーチがあった後、対話を行うという形式でした。パリにはもともと「カフェ文化」があり、カフェは市民にとって憩《いこ》いの場であると同時に、さまざまな情報交換・意見交換の場でもありました。その後、イギリスのダンカン・ダラス（Duncan Dallas）はそれを手本にして、哲学カフェの科学版である「サイエンスカフェ（Café Scientifique）」を１９９８年にリーズで初めて開催します。この目的は、科学を議論する文化をつくることでした。

「ワールドカフェ（World Café）」は、１９９５年にアメリカのアニータ・ブラウン（Juanita Brown）とデイビッド・アイザックス（David Isaacs）が開発したミーティングの手法です。その始まりは、会社のミーティングがマンネリ化している際に、休憩のコーヒータイムでの話し合いのほうが活性化する、という発見からでした。ワールドカフェでは、カフェのようなリラックスした雰囲気の中で、小グループでの話し合いをメンバーの組み合わせを変えながら進めていく話し合いの手法をとっています。現在では、世界中のさまざまな場所でワールドカフェが実践されるようになりました。

もう一つ、病気や障害を持つ方とそのサポーターへのケアを目的とした活動に「アルツハイマーカフェ（Alzheimer Café）」があります。これは１９９７年にオランダで始まりました。オランダアルツハイマー協会と心理学者が協力して開始し、認知症患者、家族、友人、地域住民、専門職などが参加して、情報交換などの活動を行うものです。オランダでは全国２００ヵ所以上で

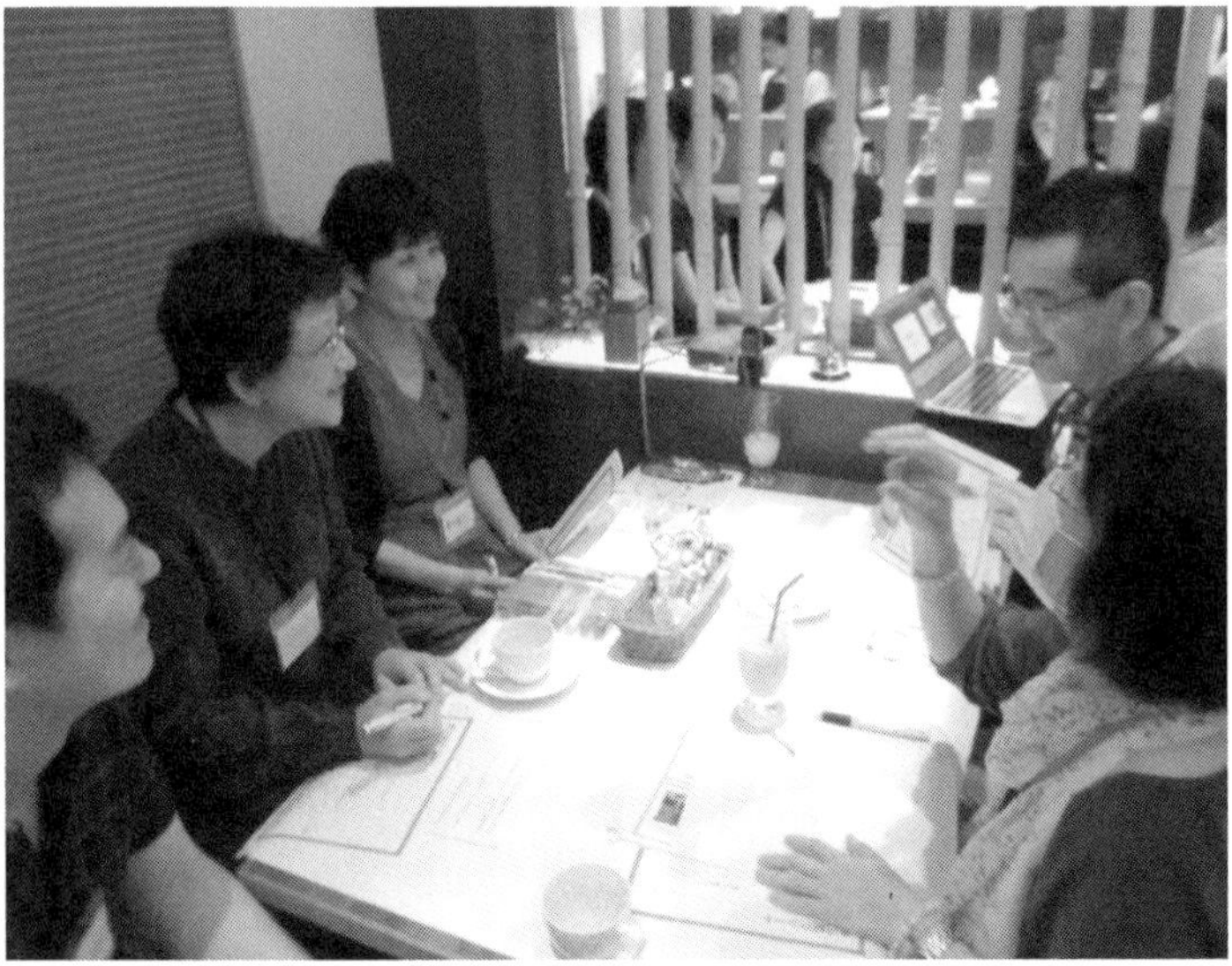

東京都文京区で開催された「みんくるカフェ」の風景

開催され、各国に広がりました。日本でも「認知症カフェ」という名前で普及《ふきゅう》し、全国各地で開催されています。

ちなみに、私が主宰する「みんくるカフェ」は、サイエンスカフェとワールドカフェの両方の系譜を継《つ》いでおり、全体のコンセプトはサイエンスカフェで、手法は主にワールドカフェを用いています。

「みんくるカフェ」の実際

カフェ型の対話手法を使うとさまざまな背景の人がまじっていても、よりフラットな対話を行うことができます。「みんくるカフェ」のポリシーは、関心がある人は誰でも参加できるというオープンさと、参加した方全員が主役になるという主体性です。特に生と死を扱《あつか》う医療のテーマは、専門家と非専門家に垣根《かきね》をつくりやすいので、そうした全員参加の原則は大事だと考えています。

みんくるカフェのテーマはさまざまで、例えば「医療用語ってわかりにくくないですか?」、「賢い患者になろう!」「介護しやすい社会とは?」「生と死について対話しよう」「家で看取《みと》るということ」「こころの健康を考える」「患者のナラティブに学ぶ」などです。主に、家庭医が扱うような、医療コミュニケーションに関すること、終末期（エンディング）や介護に関すること、在宅医療・在宅看取りなど、健康増進や予防医療に関するテーマが主体となっています。

開催場所は参加者がリラックスできるよう、街中のカフェで開催しています。対話を活性化させるために、少人数（4～7人）のテーブルに分かれて対話を行うこと、対話セッションごとにメンバーの組み替えやテーマの転換を行うこと、テーブルごとにファシリテーターが付き、対話のファシリテーションを行うことなどを工夫しています。

1回の参加者は10～20名ほどで、最初にその回のテーマに関して専門家あるいは当事者にテーマに関する短いスピーチをしてもらいます（20～30分）。その後、対話セッション（15～20分）を3回ほど繰り返し、最後に対話を振り返って全体で共有します。対話のファシリテーターは、ファシリテーションを学んだスタッフが行っており、グランドルール（お互いの意見を尊重すること、相手の話をよく聴くこと、簡潔に話すこと、など）を確認し、対話の全員参加を促し、タイムキーピングを行っています。また議論の流れを「見える化」するために模造紙を活用しており、対話で出たキーワードを各人が模造紙に書き込み、キーワード同士を線で結んだり、コメントを付けたりします。

また、ファシリテーター育成のために、定期的に「みんくるファシリテーター育成講座」というものを開催しています。２０１７年9月現在で計18回開催し、約３００名が受講しました。修了生のうち約30名の方が全国でみんくるカフェを立ち上げ、地域住民と医療者の対話活動を続けています。

医療カフェの効果

こうした医療カフェは、最近ではさまざまなものが開催されるようになりました。みんくるカフェ以外にも、「認知症カフェ」「ケア・カフェ」（地域の医療福祉専門職の交流）、「メディカル・カフェ」（市民と医療福祉専門職の学び合い）、「おんころカフェ」（哲学者が主催するがん・難病患者を対象とした会）、「ペイシェントサロン」（患者と市民や専門職の対話の場）などです。

このような、医療カフェの効果や役割として以下のようなことが挙げられます。

一つは、「健康や病いに関する学び合いの場」としての役割です。みんくるカフェのような場では、そこに参加する市民は、当事者・専門家の話や、対話のやりとりの中から「気づき」を得ることができます。情報としての知識だけではなく、自分の生活や行動に関連した「気づき」が起きたり、視点が変わったりする（専門的な言葉では「変容的学習」と言います）ことが、研究で明らかになっています。また、医療従事者のほうも、当事者との対話の中で、深い気づきや視点の変化が起きることがあります。

また、「医療機関ではできない対話の場」としての役割が挙《あ》げられます。医療機関では、どうしても時間が限られていたり、話しにくい環境があったりして、十分に本音を語ったりすることができません。医療カフェの場では、参加者が職種にかかわらず、よりフラットな立場で対話が行われるため、病院ではなかなか語れなかった本音のような話も出てきます。そうした代替的な場としての役割も担《にな》っていると言えるでしょう。

さらに「地域のネットワークづくり」としての役割が挙げられます。地域でこうしたカフェ活動を継続して開催することで、地域住民と専門職のつながりが深まったり、住民同士のネットワークが強化されたりして、住民と専門職が協働した地域づくりにつながる可能性を持っています。

私自身は、こうした医療機関の外でのオルタナティブ（代替的）な場としてのカフェ活動に大きな期待を持っています。ほとんどが草の根活動として始まったものですが、今では大きなムーブメントとなり、カフェでの対話活動が全国に広がってきました。

「今週末は、近くのカフェに行って病気の話をしてこよう」みたいな気軽さで、こうした場が広がるといいなと思います。

精神保健を変えた「対話」——病院から地域へ

イタリアには精神病院がない

イタリアには精神病院が一つもないのをご存知でしょうか。これは1978年に精神病院を廃《はい》絶《ぜつ》することを決めた法律「180号法」が定められたからです。この法律は、ある精神科医の名前からとって、別名「バザーリア法」とも呼ばれています。当時、フランコ・バザーリア(Franco Basaglia)という一人の医師が、イタリア全土を巻《ま》き込んで、大きな運動を起こし、この奇跡のような法律の制定に尽力《じんりょく》したのです。彼の功績は、その後、この精神科医療の「脱施設化(Deinstitutionalization)」の動きが、世界中に広がったことからも明らかだと思います。

この大きな改革のプロセスの原動力になったものに、バザーリアが重視した「集会」があります。イタリア語で「アッセンブレア(Assemblea)」と呼ばれるこのミーティングは、バザーリアが院長を務めていた病院で毎朝開かれていたのですが、この集会には患者もスタッフも誰でも参加でき、好きなことを自由に発言できる、まさに「対話」の場でした。

精神疾患の患者たちは「自由」を奪われていた

１９６１年、バザーリアはイタリア北東部の国境の町ゴリツィアの精神病院に院長として赴任《ふにん》します。そこで彼が見た光景とは、次のようなものでした（バザーリアの手記より）。

「精神病院では、大部屋に大勢の患者が押し込められていて、そこから誰も出ることはできず、便所に行くことさえできない。どうしても必要な場合には、部屋の中で監視している看護師がベルを鳴《な》らすと、別の看護師がやって来て、その患者に付き添って連れ出すことになる。ただ、この儀式にはとても時間がかかるので、多くの患者がその場で用を足すことになってしまう。」

バザーリアは、精神病院では患者たちが閉じ込められ、拘束《こうそく》され、自由を奪《うば》われていることによって「非人間化」されていると感じました。そして、彼らの症状は、「施設」に閉じ込められているという環境によって生み出されている部分もあるのではないか、治療を行うべき「施設」自体が、症状をつくり出したり悪化させたりしているのではないか、と考えます。

　バザーリアがこの病院で、院長として最初に行ったのは、「拘束衣《こうそくい》」の使用禁止でした。拘束衣とは、精神的に不安定な患者が、他人あるいは自分自身に危害《きがい》を加えることができない

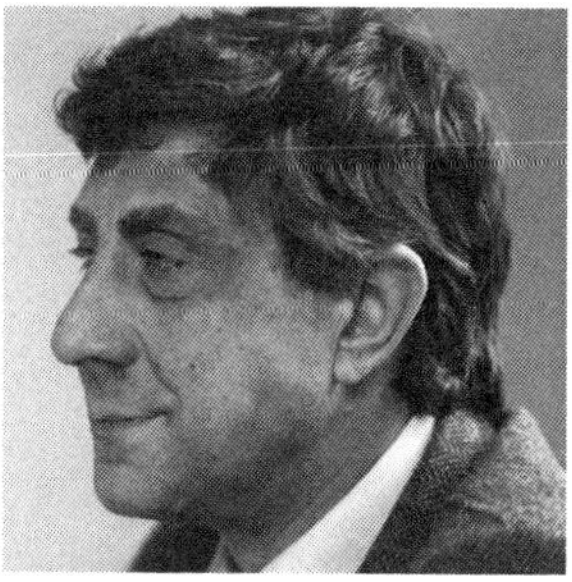

フランコ・バザーリア
（1924–1980）

ように上半身の自由を奪う衣服のことです。また、バザーリアは患者たちが、それぞれが着たい服を着ることができるようにすると同時に、医師や看護師が身につけていた権力の象徴である「白衣」を脱《ぬ》がせました。患者に「人間」としての自由や尊厳《そんげん》を取り戻させる改革でした。

「対話」によって患者たちは「声」を取り戻した

次にバザーリアが行った改革が、「集会（アッセンブレア）」の導入でした。これは、毎朝10時から開かれ、1時間から1時間15分ほど続けられました。これには、誰でも参加でき、出席の強制もなく、参加したいときに参加し、したくないときには参加しなくて良いという、自由な「対話」の場でした。また、すべての人の、どのような発言も尊重されました。自分がやりたいこと、変えてほしいこと、仕事のこと、スタッフのこと、あるいは自分の苦しみなど、患者でもスタッフでも自由に話をすることができたのです。

しかし、この「集会」が始まった当初は、患者は誰も口を開きませんでした。何を言われても従うことに慣れきっていたせいか、集会にやってきても、疑い深いまなざしで観察しているだけでした。当初は、バザーリアや他の医師たちが一方的に話すばかりでしたが、少しずつ変化が現《あらわ》れます。回を重ねるごとに、患者たちが少しずつ「声」をあげていったのです。

このバザーリアの一連の改革の様子を描いた『むかしＭａｔｔｏの町があった』（原題：C'era una volta la citta dei matti, ２０１０年）というイタリア映画があります。この映画の中で、集会

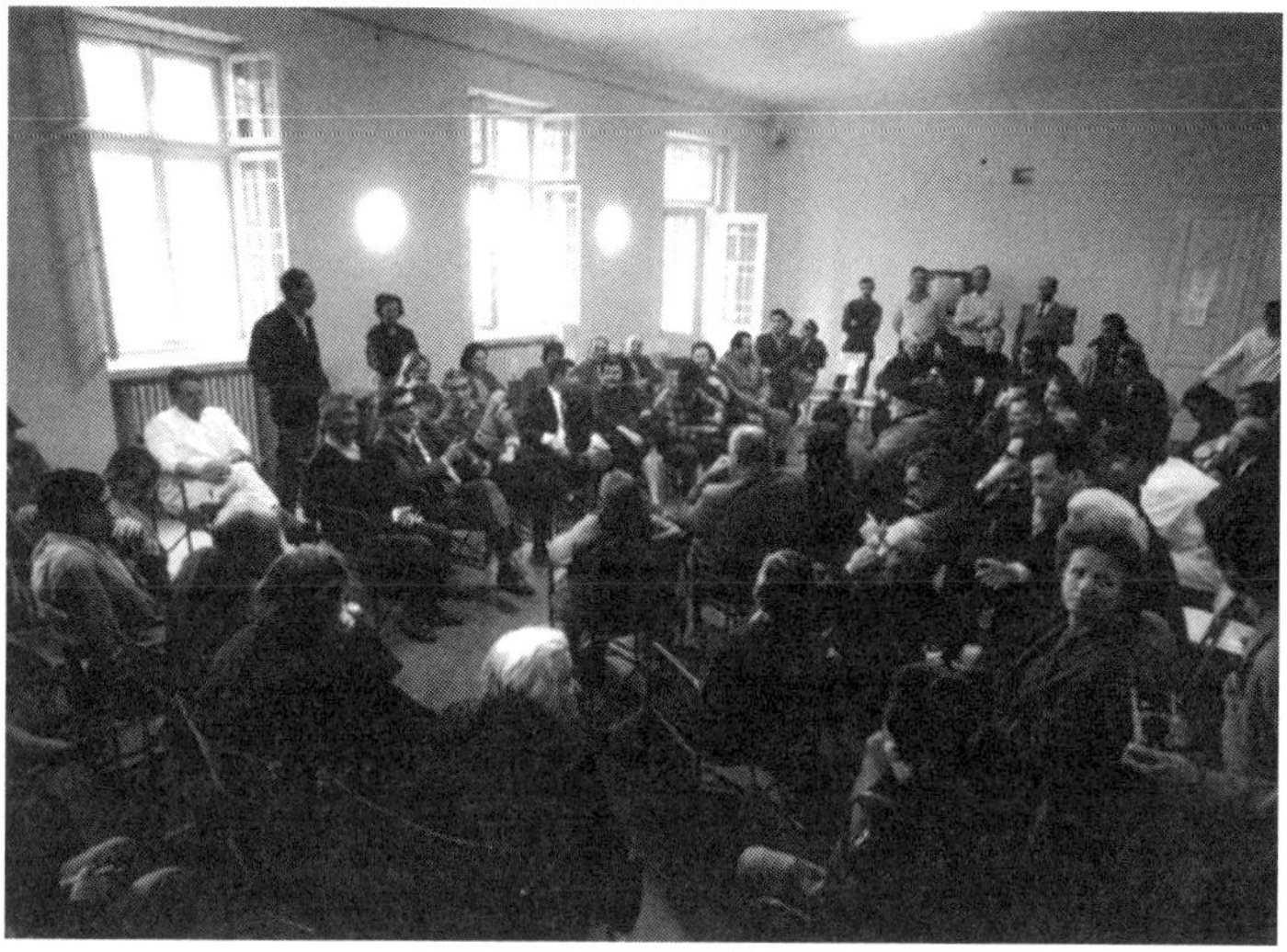

集会（アッセンブレア）の様子

を重ねるごとに患者たちが徐々に発言するようになり、最初は小さな要求だったものが、自分たちの感情や苦悩を語るようになり、自分の考えを自由に語るようになる様子が生き生きと描《えが》かれています。映画の中で、集会に出たある患者が、ついに、「自分は自分が病気だとは思わない。入院している必要はないんじゃないか」と語り出す場面があります。自分たちが「病気」であり、入院していることも「当たり前」になっていた患者たちの目を覚《さ》まさせるような、印象的な場面でした。患者たちは自分たちの「声」を取り戻したのです。

バザーリアは患者たちの声によく耳を傾けました。当初は患者を軽くあしらっていた他のスタッフたちも、徐々に患者たちの思いに共感する者が増えていきます。そして、この病院では、ついに患者の外出や外泊が患者の希望によって自由にできるようになります。バザーリアが導入した「対話」を含む、さまざまな改革の成果でした。

地域ケアモデルの普及

その後、バザーリアの改革は全国に波及《はきゅう》し、ついに精神科閉鎖病棟の解体が「法律180号法」（通称バザーリア法）の制定によって実現します。この180号法のもとで、現在のイタリアでは、本人の意思によらない強制治療・強制入院は最小限に留《とど》められています（入院は基本的に、最長7日間という短期間です）。病院の代わりに、地域ごとに1日24時間オープン、365日休みなしの地域精神保健センターが設置されました。バザーリアは、180号法制定のわずか2年後である1980年に亡くなってしまいますが、改革の精神は彼の同志たちに引き継《つ》がれ、この新しい地域ケアモデルは世界的なモデルとなり、各国に広がっていきました。

この地域精神保健センターでは、利用者の受け入れは基本的に本人の合意に基《もと》づいて行われます。合意に達するのが難しい状況であっても、スタッフは腰を据《す》えた話し合いで対応します。ここでも「対話」が鍵《かぎ》となっています。利用者は拘束されません。この地域ケアのモデル地区であるトリエステでは、低い入院率、少ない強制治療、効果的な就労斡旋《あっせん》、自殺率の減少など、さまざまな指標が良好な結果を示しています。

「対話」がもたらすエンパワメント

バザーリアの思想の根幹は「脱施設化」、つまり人を「非人間化」している「施設」や「制度」から、患者たちを自由にすることであったと言えるでしょう。自由を奪《うば》われ、「声」を奪われていた患者たちに、「声」を取り戻させ、人間性を回復させたきっかけが、誰でも参加でき誰でも自由に発言できる「対話」の場＝「集会（アッセンブレア）」でした。当時、精神疾患の患者を病院のスタッフと同等に扱い、自由な発言を許すというような発想とその実践は、改革者であったバザーリアにしかできなかったでしょう。

このように、人々に夢や希望を与え、勇気づけ、人が本来持っている素晴らしい生きる力を湧《わ》き出させることを「エンパワメント（Empowerment）」と言います。バザーリアが「対話」によって患者たちにもたらしたことは、まさに「エンパワメント」であったと言えます。

対話が目指すポリフォニー（多声性）

「対話」の目的は「対話」？

さて、「対話（ダイアローグ）」に関する実践をいくつかご紹介しましたが、はたして「対話」の目的とは何でしょうか。

「哲学カフェ」や「医療カフェ」など、カフェ活動における対話の効果は、異なる背景の人々同士が互いの考えや価値観について理解を深めたり、「気づき」を得たりする、というのが効果の一つでした。しかし、それはあくまでその効果であって、対話の目的ではないかもしれません。

フィンランドの「オープンダイアローグ」や「未来語りのダイアローグ」について学んでいるとき、こんな不思議な言葉に出会いました。「対話が目指すものは『ポリフォニー（多声性）』である」と。また「対話の目的は治療ではなく、対話そのものである」とも。

さて、この「ポリフォニー」とは何でしょうか。

「ポリフォニー」はドストエフスキーの研究から始まった

ポリフォニー（Polyphony）について知るためには、ドストエフスキー文学を知らなければばなりません。というのも、この概念《がいねん》は、ドストエフスキー文学の研究者であるミハイル・バフチン(Mikhail M.Bakhtin) が提唱《ていしょう》したものです。

バフチンは、ドストエフスキーの文学には他にない特徴があると指摘し、彼の文学を「ポリフォニー文学」と名付けました。「ポリフォニー」とは、「多声性」とも呼ばれ、複数の「声」がそれぞれの人格を保ちながら応答し合い響き合っている状態、とでも表現できます。

せっかくなので、ドストエフスキーの小説『カラマーゾフの兄弟』の一部を読んでみましょう。

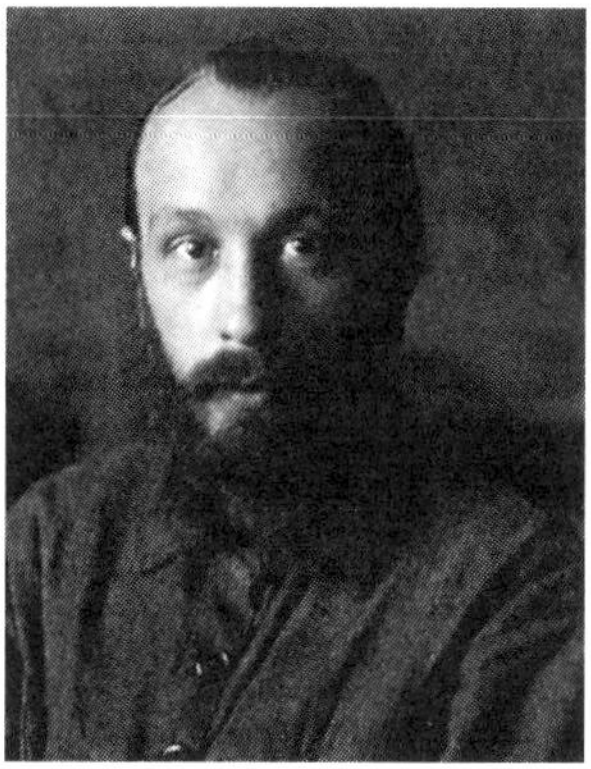

ミハイル・バフチン
（1895–1975）

「『父さんを殺したのは、あなたじゃない、あなたじゃないんです!』アリョーシャはきっぱりと繰り返した。三十秒ほど沈黙が続いた。

『そうさ、俺自身だって、自分じゃないことぐらい知ってるさ、熱に浮かされてでもいるのか?』青ざめた、歪《ゆが》んだ薄笑いを浮かべて、イワンは言った。彼の目はまるでアリョーシャに吸い込まれてしまったかのようだった。二人はまた街灯の近くに立っていた。

『いいえ、イワン、あなた自身が何度か自分に言ったんですよ、あなたが殺したんだってね。』

『俺がいつ言った? ……俺はモスクワにいたんだぞ

……俺がいつ言ったというんだ？』イワンはすっかり途方に暮れて呟《つぶや》いた。『あなたはそのことを自分自身に何度も何度も言ったんです、この恐ろしい二ヶ月の間、一人きりでいるときにね』アリョーシャは依然として静かに、一語一語区切るようにして言い続けた。しかし、彼の口ぶりは、あたかも我を忘れ、自分の意志ではどうにもならずに、何か打ち勝ちがたい命令に従っているかのようであった。『あなたは自分自身を断罪し、殺したのは他ならぬ自分なのだと自分に白状したんです。でも、殺したのはあなたじゃありません、あなたは誤解しているんです、あなたは殺人者じゃありません、いいですか、あなたじゃないんですよ！　このことを言うために、僕は神様にあなたのところに遣《つか》わされたんです』」（『カラマーゾフの兄弟』第四部第一一編第五章、望月哲男・鈴木淳一：訳）

カラマーゾフの三兄弟のうち、次男のイワンと三男のアリョーシャの対話の場面です。一見、普通の対話のように見えますが、バフチンは、このアリョーシャの言葉にポリフォニーの特徴が隠れているといいます。というのも、アリョーシャの「父さんを殺したのはあなたではない」という言葉は、イワンの中で繰り返された内的対話「父を殺したのは自分なのか？　自分が殺したのだ」という言葉を取り込んだ形での応答になっているからです。

同様の特徴は、ドフトエフスキーの他の作品にも随所に現れていて、例えば『地下室の手記』という作品で独白を続ける主人公の言葉も、独り語りであるにもかかわらず、自分の中での内的な対話（自分自身の対話）と、他者に向けられた言葉が交錯するような形で進んでいきます。まるで、一人の言葉の中に何人もの人格が現れ、その複数の声が交錯しているような印象を受けるのです。

融合していない複数の「声」

バフチンは、このように、ドストエフスキーの文学には複数の「声」が響《ひび》き合うような状態が基本的特徴になっていると述べています。

「自立しており融合《ゆうごう》していない複数の声や意識、すなわち十全な価値をもった声たちの真のポリフォニーは、実際、ドストエフスキーの長編小説の基本的特徴となっている。作品の中でくりひろげられているのは、ただひとつの作者の意識に照らされたただひとつの客体的世界における複数の運命や生ではない。そうではなく、ここでは、自分たちの世界をもった複数の対等な意識こそが、みずからの非融合状態を保ちながら組み合わさって、ある出来事という統一体をなしているのである」（『ドストエフスキーの創作の問題』第一部第一章）

ここでのキーワードは、「複数の声」「応答」「対等」「非融合」です。そして、これらの特徴が「対話」の本質をなす、とバフチンは考えました。つまり、「対話」とは、相手の「声（意識）」

を自分のうちに取り込み「応答」すること、そしてその自分の「声」の中にも自分の意識とは融合していない他者の意識が対等な形で含まれていること、だというのです。

この概念を、バフチンは音楽用語から借りてきて「ポリフォニー」と名付けました。ポリフォニー音楽とは、単一の声部からなる「モノフォニー」や、主旋律《しゅせんりつ》のある「ホモフォニー」と違い、複数の声部が対等に扱《あつか》われるような音楽のことで、例えば、バッハの小フーガや、カノンといった音楽を聴けばよく理解できると思います。バッハの音楽では、複数の異なる声部が対等な形で響き合い、融合することなく、それでも全体として美しい統一体をなしています。

「対話」が生み出す新しい意味

こうしたバフチンの「対話主義（Dialogism）」の考えは、オープンダイアローグの理論的主導者であるヤーコ・セイックラ（Jaakko Seikkula）（ユヴァスキュラ大学心理学部教授）によって対話の原則として援用されました。対話が「ポリフォニー」を目指して、お互いの「声」に応答し合う中で、新しい意味を見つけ出していくという「対話主義」の考えが、オープンダイアローグの第7原則として掲《かか》げられています（第2章「フィンランドで見た『対話』の本質」〈P91〜〉を参照）。

実際にダイアローグを実践しながら思うのは、相手の「声」を取り込みながら「応答」することの難しさです。普段の「会話」では、相手の言葉に対して何か言葉を返すときでも、元から自分の中にある意見や考えを、そのまま表出しているだけかもしれません。しかし「対話」においては、「すべての発話は相手の言葉を受けた応答となる」ことが重要です。

つまり、相手の「声」を受けて自分の中に反射した何かを「声」として返します。元から自分の中で固まっている意見ではなく、相手の「声」を受けて感じたり考えたりした何かを丁寧に返していくのです。対話では、複数の「声」がこのような形で響き合うことが重要であり、この偶《ぐう》発性《はっせい》に満ちたプロセスの中で、全体として新しい意味が生まれてきます。

「対話」はこのポリフォニーを目標に目指していく限り、その場にいるどんな人の「声」も拾《ひろ》い上げられ、応答され、新しい意味を獲得します。オープンダイアローグにおいては、相談者の症状や不安の軽減は、副産物としてもたらされるのみであり、それ自体が目的ではない、ということが「対話の目的は対話（ポリフォニー）である」ということの意味なのです。

参考文献

医療コミュニケーションが抱える問題

ミシェル・フーコー（著）、神谷美恵子（訳）：『臨床医学の誕生』みすず書房、１９６９年

ミシェル・フーコー（著）、田村俶（訳）：『監獄の誕生——監視と処罰』新潮社、１９７７年

辻内琢也、田中乙菜（編著）：『生活習慣病の人間科学Ⅱ』三和書籍、２０１０年

患者の「物語」を理解する——「ナラティブ」の力

アーサー・クラインマン（著）、江口重幸／五木田紳／上野豪志（訳）：『病いの語り——慢性の病いをめぐる臨床人類学』誠信書房、１９９６年

「白衣」の効用——専門性か権威か

栗原宏　医師の身だしなみに関する研究：患者視点と医学生視点の比較・検討　筑波大学博士論文（甲第７０８７号）、２０１４年

Kusaka, M, et al.: Patients' attitude toward consultations by a physician without a white coat in Japan. *Internal Medicine*, 38: 533-6, 1999

Yamada, Y, et al.: Patients' preferences for doctors' attire in Japan. *Internal Medicine*, 49: 1521-6, 2010

目は口ほどにものを言う――非言語コミュニケーション

佐藤綾子著：『医師のためのパフォーマンス学入門――患者の信頼を得るコミュニケーションの極意』日経ＢＰ社、２０１１年

患者と医師の「対話」はなぜ必要か

デヴィッド・ボーム（著）、金井真弓（訳）：『ダイアローグ――対立から共生へ、議論から対話へ』英治出版、２００７年

中岡成文：医療におけるコミュニケーションと「ソクラテス的対話」雑誌『医療・生命と倫理・社会』Vol.1, No.1. 2001

Levinson W, Roter DL, Mullooly JP, Dull VT, Frankel RM.: Physician-patient communication. The relationship with malpractice claims among primary care physicians and surgeons. *JAMA*, 277, 553-9, 1997

フィンランドで見た「対話」の本質

ヤーコ・セイックラ（著）、トム・エーリク・アーンキル（著）、高木俊介／岡田愛（訳）：『オープンダイアローグ』日本評論社、２０１６年

斎藤環（著・訳）：『オープンダイアローグとは何か』医学書院、２０１５年

カフェで対話を——医療カフェの取り組み

孫大輔：第9章 超高齢社会とカフェ型ヘルスコミュニケーションにおける学び『「ラーニングフルエイジング」とは何か——超高齢社会における学びの可能性』森玲奈（編）、ミネルヴァ書房、2017年
孫大輔、菊地真実、中山和弘：カフェ型ヘルスコミュニケーション「みんくるカフェ」における医療系専門職と市民・患者の学び 日本ヘルスコミュニケーション学会雑誌、5(1)：37-45、2015年
山本武志：保健医療福祉専門職のコミュニティ・カフェ活動の展開と課題 北海道生命倫理研究、4：28-32、2016

精神保健を変えた「対話」——病院から地域へ

松嶋健：『プシコ・ナウティカ——イタリア精神医療の人類学』世界思想社、2014年
大熊一夫：『精神病院はいらない！——イタリア・バザーリア改革を達成させた愛弟子3人の証言』現代書館、2016年

対話が目指すポリフォニー（多声性）

ミハイル・バフチン（著）、望月哲男／鈴木淳一（訳）：『ドストエフスキーの詩学』筑摩書房、1995年
ミハイル・バフチン（著）、桑野隆（訳）：『ドストエフスキーの創作の問題 付：「より大胆に可能性を利用せよ」』平凡社、2013年

ヤーコ・セイックラ／トム・エーリク・アーンキル（著）、高木俊介／岡田愛（訳）：『オープンダイアローグ』日本評論社、２０１６年

第3章

「ゆるいつながり」が健康をもたらす

地域における健康格差

健康格差社会がやってきた

「健康格差」という言葉を聞いたことがあるでしょうか。健康格差とは、所得や学歴など社会経済的な地位が低いと不健康が多くなると言われている格差のことです。

例えば、所得水準や資産、職業階層、学歴、居住地、人種や国籍などによる健康状態の違いのことです。健康格差の研究は1980年代から始まり、WHO（世界保健機関）によって健康格差の要因についてまとめたレポートもあるほど、欧米では深刻な格差の一つとして受け止められています。

最近、日本でも相対的貧困率の上昇や、子どもの貧困など「社会格差」に関する問題が話題になってきていますが、これが健康にも影響を及ぼしているということがさまざまな研究で明らかになってきています。

この研究分野の第一人者である千葉大学の近藤克則《こんどうかつのり》教授は、現代社会を「健康格差社会」と呼んでいます。

	成人男性		成人女性		小児		合計	
社会的地位	人数	死亡率（%）	人数	死亡率（%）	人数	死亡率（%）	人数	死亡率（%）
高	173	66.5	144	3.5	5	0	322	37.3
中	160	91.9	93	16.1	24	0	277	58.5
低	454	87.9	179	45.3	76	71.1	709	75.3
不明	875	78.4	23	8.7	0	—	898	76.6
合計	1662	81	439	23.5	105	51.4	2206	68.2

タイタニック号での死亡率

（浦島充佳：週刊医学界新聞 第2451号 2001年9月3日）

タイタニック号乗客の死亡率に見る健康格差

ハリウッド映画にもなった有名なタイタニック号の悲劇は、1912年4月に起きた実際の事故です。北大西洋で氷山に衝突した豪華客船タイタニック号は、わずか2時間40分で沈没し、1500人余りが亡くなり、わずか700人しか生き残れませんでした。死亡率の統計を社会的地位で3群に分けて見てみると、社会的地位の高い群の死亡率は37・3%だったのに対し、中間群は58・5%、社会的地位の低い群は75・3%と明らかに差が認められます（上図参照）。これは、救命ボートに乗るなどして助かったのが一等船客中心だったということと関係しています。氷点下の海に投げ出された人たちのほとんどが凍死しました。三等船客がボートに乗るチャンスがあっても、お金持ちの一等船客が優先されたという差別があったのです。

日本における現代の健康格差

先述の近藤克則氏が2009年に行った研究によると、高齢者28162人を5年間追跡して、要介護認定や死亡率が所得によってどう違ってくるかを調べたところ、所得5段階のうち最も高所得のグループに比べて、最も低所得のグループはおよそ2倍の要介護や死亡のリスクが認められました。所得が低い状態、つまり経済的貧困は、高齢者で特に命を縮《ちぢ》めるという結果につながっているのです。

また、居住地によっても寿命が変わってきます。日本国内では、平均寿命・健康寿命ともに、都道府県間の格差が大きく存在します。平均寿命・健康寿命のトップとワーストを比べると、男女ともに約3年程度の差があります。例えば、交通の便が悪い、緑地や公園が少ない、治安が悪いといった地域に住む人ほど、運動不足やストレスが高く、生活習慣病になりやすいことが報告されています。

2010年の厚生労働省の統計ですが、健康寿命（日常生活に制限のない期間）が最も長かったのは、男性では愛知県（71・74歳）、女性では静岡県（75・32歳）で、最も短いのは、男性では青森県（68・95歳）、女性では滋賀県（72・37歳）でした。住む場所によって、3年くらい健康に暮らせる期間が変わってくる可能性があるのです。

子どもの貧困と健康

最近、クローズアップされてきているのが「子どもの貧困」です。日本は先進国の中でも、子どもの貧困率が高く、2014年度版「子ども・若者白書」（内閣府）によれば、「子どもの相対的貧困率はOECD加盟国34ヵ国中10番目に高く、OECD平均を上回っている。子どもがいる現役世帯のうち大人が一人の世帯の相対的貧困率はOECD加盟国中最も高い」と報告されています。ひとり親家庭の子どもが大きく貧困にさらされていることがわかります。

「相対的貧困」とはどのようなことなのでしょうか。「食べるものがなくて飢《う》える」という生存に関わるような状態を「絶対的貧困」と呼びます。これに比べて、人間の生活として社会に参加して社会の一員として生きることができるような水準や必要に欠く状態を「相対的貧困」と呼んでいます。例えば「お金がなくて修学旅行に行けない」という状態も、相対的貧困です。相対的貧困の状態だと、社会参加の機会が狭《せば》められ、希望を失って心身の健康を損《そこ》ね、早期の死に至るということがわかっています。相対的貧困は大人の健康と、そして特に子どもの健康を確実に蝕《むしば》んでしまうのです。

東京都A区での例

私は2008年から東京都A区のあるクリニックで家庭医として勤務しています。働き始めた当初、気になったことがありました。ひとり親家庭や生活保護世帯の親子の健康度が低いのではないか、ということです。A区は都内でも低所得の世帯が多いという特徴があります。統計では、A区の生活保護世帯やひとり親家庭の数は23区内でワーストクラスとなっています。

例えば、気管支喘息《きかんしぜんそく》の発作で受診する子どもを見ていると、たいていの子どもは早期からの吸入薬や内服薬の治療で改善していくのですが、ひとり親や生活保護世帯の場合、悪化して再び受診することが多いという印象がありました。気管支喘息という病気は、一種のアレルギー疾患《しっかん》なので、親の管理次第で病気の状態が左右されます。つまり、子どもの咳《せき》が最近増えていないか、夜などにゼーゼー、ヒューヒューする発作が起きていないかなどに気づき、早期に受診することができれば、喘息発作がそれほど悪化しないうちに治すことができます。しかし、ひとり親家庭の親の場合、そうした徴候《ちょうこう》に気づきにくかったり、日中の医療機関の受診が困難だったりするということが背景にあります。

あるとき、受診されたシングルマザーの方数人に、子どもを受診させるときの心配や困りごとについて詳しく話を聞いてみたことがあります。多くの母親は、生活に余裕がなく、勤務と育児による多忙や、協力者の不在、経済的な不安などを語られました。あるお母さんが語った言葉は次のようなものでした。

「上司から『休んでもいいけど契約あるんだよね』とか言われると本当にストレスがかかってくるんですよね。クビになるとか、ならなくても来月のお給料が一定の水準にいかないとか。それがすごい不安で。代わりに病院に連れて行ってと頼める人もいないし」

勤務時間内に保育園に預《あず》けている子どもに症状が出た場合、会社を休んで病院を受診しなければなりませんが、そのときに会社への気兼《きが》ねや減給・解雇の不安といったものが背景にあり、受診しにくいという現状があることがわかりました。近年増えている非正規雇用など不安定な雇用状態も、こういった不安を助長していると思われます。

私たちにできること

こうした地域やコミュニティごとの健康格差といったものが、今、私たちの社会に大きなインパクトをもたらしていると感じています。「貧困」と聞くと、食べ物がない、服を買うお金もないといった状態を想像しがちですが、現代の貧困は「見えない貧困」になっているのが特徴です。一見普通の外見をしていても、給食費が払えない、修学旅行に参加できないといった相対的貧困の状態にある子どもが周りに増えてきているということに意識を向ける必要があるでしょう。

これからは、こうした地域の健康格差の対策を行政まかせにせず、いろんな人が協力して取り組む時代だと思います。その中で地域の家庭医は、住民や各関係者に向けて、工夫をこらした啓発活動や健康教育の取り組みを行うことができます。また、住民も地域で起きている問題に目を向けて、ボランティアやＮＰＯを通した草の根活動を始めることができるでしょう。

まずは、自分が住んでいる地域の特徴や課題に目を向けてみることから始めてみると、意外な発見があるかもしれません。

家庭医が地域を見る「目」

地域全体をどのように見たらよいか

第1章で家庭医がどのように患者さんやその家族を診《み》ているのかということをご紹介しましたが、家庭医は地域全体や地域住民という「集団」を見る視点も持っています。これを「地域志向性アプローチ」と呼んでいます。全国には、都市部の家庭医もいれば、山間部や離島など「僻《へき》地《ち》」の家庭医もいます。地域ごとに特色や文化・歴史があり、そうした地域で働くうちに、家庭医は地域特有の健康課題について、直感的に把握《はあく》していくことが多いものです。また、データを集め体系的に地域の健康課題を抽出《ちゅうしゅつ》し、分析するようなアプローチもあります。

具体的な事例も挙《あ》げながら、家庭医が地域を見る「目」についてご紹介します。

粟国島の緊急ヘリ搬送はなぜ減ったか？

沖縄県の離島、粟国島《あぐにじま》をご存知でしょうか。那覇《なは》から北西60㎞に位置する人口約800人の島です。その島に2012年から2年間赴任《ふにん》していた長嶺由衣子《ながみねゆいこ》医師は、地域を見る「目」を持っていました。

当時、人口減少が進み、高齢化率が37%にも達していた島は、いろんな課題を抱《かか》えていました。沖縄周辺には39の離島に人が住んでいますが、その中の20の島には医師が一人しかいません。粟国島もそのうちの一つで、彼女はすべての判断を一人で行う必要がありました。診療面では、内科・整形外科・小児科を始め、外科・皮膚科・精神科など全科対応が必要で、その他にも島内の老人ホーム嘱託医《しょくたくい》、学校医、保健所長のような役割も求められます。

彼女が気づいた島の大きな課題は、緊急ヘリ搬送《はんそう》が多いということでした。緊急の入院や処置を要する患者は、沖縄本島の病院にヘリコプターで搬送をするのですが、当時、沖縄周辺の医師が一人で勤務する９離島からの搬送の内、粟国島からの搬送が約４割を占めており、その搬送の75%は65歳以上の高齢者でした。１日３回ヘリ搬送をする日もあり、夜中に帰宅することも多かったと言います。

長嶺医師は患者さんが重症化する前に予防する道があるはずだと考え、まずは粟国島の人々や島の文化について学ぼうと決意します。島内をくまなく歩き、土地の歴史や文化に関する本や、書き残されていない口承の伝統についても聞き書きをして回りました。この島では、医師よりも「ノロ」と呼ばれる巫女《みこ》、シャーマンを信じる文化がありました。

また、彼女は休みの日や往診の時間を使って、島じゅうの高齢者のお宅を訪問し、コミュニケーションをとるようにしました。訪問してわかったのは、家の中の段差などの住環境や、食生活の傾向、そして周囲に人がいない独居高齢者や老夫婦世帯がとても多いということでした。かつては、隣近所に多くの住民がいたため助け合うことができていたのが、人口減少と独居世帯の増加により、病気の早期発見が難しくなっていたのです。

そこで彼女がまず取り組んだのは、地域のネットワークづくりでした。診療所に村役場の方や医療関係の方を招き、お菓子をつまみながら情報交換をする「ゆんたく会」を始めたのです。「ゆんたく」とは沖縄の方言で「おしゃべり」の意味です。何度も集まって話すうちに、少しずつ解決の糸口が見えてきました。

島内のホームヘルパーさんの予算と人手に余裕があることがわかり、彼らに協力してもらって、島内の介護ニーズを調査しました。それをもとにして、独居世帯や老老介護世帯の見回り訪問や血圧測定などを開始しました。集めた情報は、役場介護担当者、ヘルパー、老人ホームスタッフ、ケアマネジャー、診療所の間で共有できるようにもしました。

その結果、緊急ヘリ搬送の数は、長嶺医師が赴任して1年目で53件から31件に、さらに2年目で31件から25件へと減少したのです。目に見える大きな成果でした。それによって、行政にもその意義を理解してもらうことができ、ヘルパーの見回り予算として、年間２００万円を支出してもらうことにもなったのです。彼女が島を去ってからも、この見回り訪問は続いているということです。

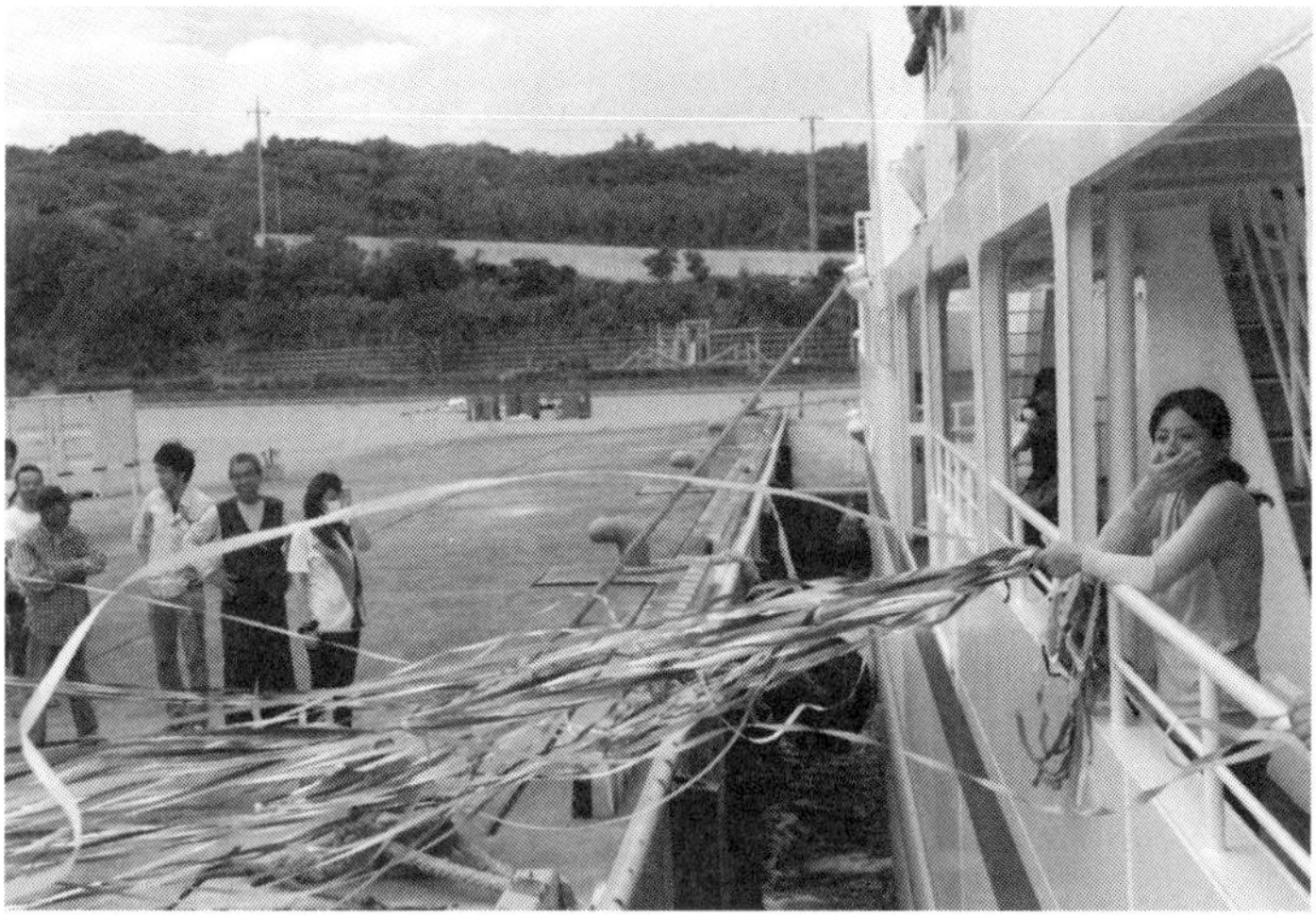

粟国島を去る長嶺医師（長嶺由衣子氏提供）

地域をパートナーとして捉える「地域診断」

粟国島で長嶺医師が行ったことは、一種の「地域診断」であったと言えるでしょう。「地域診断」というのは、地域全体が抱える課題を評価し「診断」する方法で、それらの健康課題に対して予防策を図《はか》り、健康を増進する活動につなげることができます。

地域診断を行うためには、少々時間と手間がかかるのですが、これを通して地域の課題が「見える化」されると、地域の関係者や住民に課題が共有されやすくなり、課題対策が進みやすくなります。長嶺医師の場合、直感的に「緊急ヘリ搬送の多さ」を最重要課題として捉《とら》え、その背景要因を、地域をくまなく歩き観察したり、いろんな人からヒアリングをしたりすることで分析していったのです。

体系的に地域診断をやる代表的な手法としては、「コミュニティ・アズ・パートナー・モデル（Community As Partner Model）」が知られています。これは「コミュニティ（地域）」を「パートナー」として捉えるモデルで、「地域」を病気にかかった患者のように考えるのではなく、「地域」自身に問題を克服する力があると考え、専門家と共に治療をしていく「パートナー」のように捉える手法です。具体的には、以下のような五つのステップで行います。①既存情報を集める（地域の統計・調査データを集め整理する）、②地域課題の仮説を立てる、③フィールドワークを行う（地域の人々にヒアリングをしたり、観察して回ったりする）、④地域アセスメントを行う（集めた情報を分析し健康課題を特定する）、⑤アクションプラン（実践計画）を立てる、の五段階です。

また、情報を集め整理する際には、次のような八つの側面から分析するとわかりやすく、①物理的環境、②保健医療福祉サービス、③経済、④安全と交通、⑤政治と行政、⑥情報・コミュニケーション、⑦教育、⑧レクリエーション、など多角的な視点で健康課題の背景要因を考えていきます（次ページの図表、参照）。

このとき、問題点だけではなく、地域の「資源」や「強み」も考えていくことが非常に重要になります。例えば、地域には、お祭りや共同作業、伝統的な行事や風習などが文化として残っています。「祭り」は、人々にとって「レクリエーション」の側面を持ちますが、同時に、年に一度は必ず地域の人々が顔を合わせて話し合い、協力しながらお祭りを成功させるという地域を活

項目	データ（情報源）	アセスメント
1．物理的環境 例：地図、面積、位置、地形、気候、大気、水質、土壌、街並、住宅、土地利用、騒音		
2．保健医療福祉サービス 例：医療機関と診療科目、医療圏、医療費・健康保険、保健施設、母子・成人・老人・感染症、福祉施設、介護保険、年金、障害者支援、保健医療福祉の従事者数、連携・調整のためのシステム		
3．経済 例：産業別人口、産業分布、事業所数、生産高、失業率、購買力と購買圏		
4．安全と交通 例：治安機関の数と配置、犯罪発生率と検挙率、救急車出動率、緊急対策体制、ライフライン（上下水道、ガス、電気）の整備、道路網、公共交通機関		
5．政治と行政 例：行政組織・自治体の機構、法体系・条例、意思決定機関（議会と首長）、政策（総合計画、保健福祉計画）、自治体財政、財政力指数、政治的風土、投票率		
6．情報・コミュニケーション 例：地域の公的または民間組織、ボランティア組織他、通信手段の種類と普及状況、インターネット利用状況、近隣との人間関係		
7．教育 例：学校・教育機関の数と配置、生涯教育の機関、図書館、社会教育活動		
8．レクリエーション 例：文化・スポーツ・娯楽施設・公園		

コミュニティ・アズ・パートナー・モデルの分析整理表

性化する資源にもなっています。また長嶺医師の場合、「ゆんたく会」といった地域文化を利用することで、効果的な対策につなげることができました。こういった地域の「資源」を利用して、健康を増進する活動につなげることもできるのです（これは、次節で説明する「ソーシャル・キャピタル」という概念とも深く関係しています）。

長嶺医師の活動が多くの人を動かしたのは、地域の文化と歴史を理解し、地域資源を上手に利用したことと、地域の人々と「パートナーシップ（信頼に基づいた対等な関係性）」を築《きず》いていったことが成功の秘訣《ひけつ》だったのだろうと思います。

人の「つながり」で健康になる？

「つながり」という資本

「ソーシャル・キャピタル」という言葉を聞いたことがあるでしょうか。「社会関係資本」とも訳されるこの言葉は、社会において「信頼」や「助け合い」を軸《じく》にした人の「つながり」のことを指します。近隣コミュニティを大事にする日本人には、感覚的に理解しやすい概念と言えるでしょう。

例えば、ソーシャル・キャピタルが高い地域では、人々が活発に交流し、社会活動への参加率が高く、そのため、選挙での投票率が高い、犯罪発生率が低い、などの特徴があります。前節で紹介した「祭り」を通した交流や、沖縄の「ゆんたく会」（おしゃべり会）などは地域のソーシャル・キャピタルの例です。地域の健康格差に対して対策を考えるときにも、ソーシャルキャピタルを活用することが鍵《かぎ》となります。

ロゼトの謎――なぜその町では死亡率が低かったのか？

1950年代に、アメリカ・ペンシルベニア州の小さな町ロゼトで奇妙《きみょう》な現象が発見されました。ここの住人は、周囲の地域に比べて心筋梗塞《こうそく》による死亡率が低かったのです。食習慣、運動、体重、喫煙《きつえん》といったリスク因子《いんし》に関しては周囲の地域とほぼ同じで、それらでは説明がつきませんでした。「ロゼト効果」と名付けられたこの現象の原因と考えられたのが、ソーシャルキャピタルです。

1882年にイタリア南部の同じ村の人々がアメリカに集団移住してつくられたロゼトは、人種的にも社会的にも均一な集団で、皆つつましい価値観を持ち、家族や人々の結びつきが強いコミュニティでした。つまり、ロゼトはお互いの「信頼」や「助け合い」が強い地域だったのです。こうした個人のリスク因子に還元《かんげん》されない、地域的・社会的な特徴が、人々の健康を保護するような効果をもたらしたと考えられています。

ソーシャル・キャピタルと健康は関連している

具体的なソーシャル・キャピタルの健康への効果を検証した研究をいくつかご紹介します。このとき、ソーシャル・キャピタルの指標としては、地域の投票率やボランティアの参加率や犯罪率といった統計指標を用いたり、個人への質問紙調査で、社会的サポート、信頼、互酬性《ごしゅうせい》（助け合い）などを把握して、これらを地域ごとに集計して地域のソーシャル・キャピタル変数として測定したりしています。

アメリカで地域のソーシャル・キャピタルと急性心筋梗塞の再発率の関連を調べた研究では、低所得層においてソーシャル・キャピタルが高いほど再発が低いという結果が示されました。また、スウェーデンで地域のソーシャル・キャピタルと心筋梗塞の発生を調べた研究でも、ソーシャル・キャピタルが低いほど発生が多いという結果でした。つまり、ソーシャル・キャピタルが高い地域に住んでいる人は、心筋梗塞などの心臓疾患が少なくなるという効果が認められたのです。これらは、ロゼトの町で起きていた現象を裏付ける研究結果です。

ソーシャル・キャピタルは「こころの健康」にも影響が認められています。スウェーデンにおける研究では、ソーシャル・キャピタルが低いほど精神疾患が多いという関連が見つかりました。また、アメリカでの自殺死亡に関する研究でも、ソーシャル・キャピタルが高い州ほど、自殺死亡率が低かったという関連を認めています。

高齢者の健康状態にもソーシャル・キャピタルは影響します。日本における研究では、地域のソーシャル・キャピタルが低い地域に住む女性は、高い地域に住む女性よりも要介護状態になるリスクが68％も高くなることが示されました。重い病気を持つ高齢者を対象としたアメリカでの研究では、ソーシャル・キャピタルが低い地域の高齢者は、死亡率が高くなることが示されています。

注目してほしいのは、これらの多くは、個人的な要因（リスク因子《いんし》）を超えた地域全体のソーシャル・キャピタルの影響をみた研究であることです。同じようなリスク因子を持つ人（例えば、肥満や喫煙）であっても、ソーシャル・キャピタルが高い地域に住む人に比べて、ソーシャル・キャピタルが低い地域に住む人は健康を悪化させてしまうかもしれません。また、逆に言えば、地域のソーシャル・キャピタルが高ければ、その地域の人々は病気にかかりにくく、健康度が高まる可能性があるのです。

どんなメカニズムで影響を与えるのか？

ソーシャル・キャピタルが豊かな地域、つまり、人々のつながりが多く助け合いや協調行動が盛《さか》んな地域では、次ページ図表に挙げられている要因によって、病気の発生リスクの低下や健康の向上がもたらされると考えられています。

①他人への影響：食生活や保健行動が、友人やその友人たちに「伝播」する。例えば、禁煙行動はこうした友人ネットワークで、まるで感染症のように広がっていくことがわかっている。
②インフォーマル（非公式）な社会的統制：他の住民の目があるから喫煙を続け難いといったこと。いわば暗黙の社会的なプレッシャーとでも言える。
③集団行動：住民が協働して健康に向けた市民活動などをするようなこと。運動のサークルや、あるいは住民が団結して運動施設設置を議会に要望することなども含まれる。
④ストレスの低減：人々の助け合いやサポートによるストレスの緩和効果。ソーシャルキャピタルが高い社会は、人々の助け合いが多く、お互いを尊敬し合い、孤立した人も少ないような社会を意味する。このような環境に住む人は、ストレスが緩和されることが予想される。

ソーシャルキャピタルが健康に影響するメカニズム

ソーシャル・キャピタルを活用した「社会的処方箋」

地域のソーシャル・キャピタルが健康に良い効果をもたらすということは、研究の上では最近明らかになってきたこととはいえ、感覚的にはよく理解できることです。例えば、一人暮らしの高齢男性を考えてみると、近隣に対する信頼が高く、あいさつがよく交わされ、助け合い活動が盛んな地域に住んでいれば、自然とその人に対するサポートが働いたり、ストレスが軽減されたりすることで病気の悪化が予防されることが期待できます。しかし、ソーシャル・キャピタルには負の側面もあり、悪い健康行動（喫煙など）もコミュニティ内で伝播《でんぱ》していく可能性がありますので、注意が必要です。

イギリスでは、医師が患者に対して、社会的な活動に参加するように勧《すす》めたり、NPOなどによる社会的サポートを指示したりするといった処方箋《しょほうせん》を出すことができるそうです。これを「社会的処方（Social Prescription）」

と呼び、イギリスではこれが保険診療にシステムとして組み込まれています。地域に目を向けてみると、行政によるサロン活動から、市民主催のレクリエーション活動、ＮＰＯやボランティア団体、あるいは団体という形にもなっていない無形の助け合い活動など、さまざまなソーシャル・キャピタルが存在しています。

最近、日本でもこの「社会的処方」が注目を集めており、今後、家庭医などが地域の保健師やＮＰＯなどと密接に連携することで、この取り組みが実現するかもしれません。

地域住民のエンパワメント――フレイレが行った対話型教育

コミュニティの「能力」を向上させるためには

地域の健康格差や課題を解決するためには、地域の「資源」や「ソーシャル・キャピタル」に注目することが有効ではないかということを説明してきましたが、地域の人々を「エンパワメント（Empowerment）」することも重要です。

「エンパワメント」とは、個人や集団が自分の人生の主人公となれるように力をつけて、自分自身の生活や環境をよりコントロールできるようにしていくことです。「エンパワー（Empower）」

という単語は、もともとは「能力や権限を与える」という意味を持っています。

例えば、個人レベルで考えてみましょう。あなたがダイエットをしたい！　と思って、ダイエット本を読んでみたと仮定します。しかし、これまで失敗した経験が何度もあるので、ダイエットを続けたり成功させたりする「自信」がありません。この人に「エンパワー」するためには、コーチをつけたり、友人や家族がサポートして、自分には課題を克服する能力があるんだ！　という自信をつけさせ、励《はげ》まし続ける仕組みが必要でしょう。これが個人レベルの「エンパワメント」です。これを集団レベルや地域といったコミュニティに発展させた考えが、本来の「エンパワメント」の考えです。

この概念が発展してきたのは、１９６０年代、世界中で差別や抑圧からの解放運動が行われた時代でした。例えば、アメリカの黒人（アフリカ系アメリカ人）に関する公民権運動、南米における被差別者・被抑圧者の解放運動などです。南米・ブラジルで、この被抑圧者の解放運動のために身を投《とう》じたのが教育学者のパウロ・フレイレ（Paulo Freire）でした。

フレイレはブラジルの貧困地域で何を教えたのか？

パウロ・フレイレは１９２１年に、ブラジル北東部ペルナンブコ州のレシーフェで生まれました。ブラジル北東部は自然環境が厳しく貧しい地域で、貧困、飢え、過重労働、病気といった問題があり、大土地所有制を基盤とした農業経済で成り立っている地域でした。公務員の息子として生まれたフレイレ一家も、彼が11歳のときに不況の影響で悲惨《ひさん》な状況となり、貧困や飢餓《きが》を経験しました。この経験が彼のその後の方向性を決定づけたのでしょう。

レシーフェ大学の法学部を卒業したフレイレは、中学のポルトガル語教師として働き始めます。25歳のとき、彼はペルナンブコ州社会事業団の教育文化局顧問《こもん》として働きながら、民衆との本格的な「対話」活動を開始します。彼は、貧しい農村の文字を読んだり書いたりできない農夫たちに、一種の「識字《しきじ》教育」を行ったのです。

しかし彼が行った教育は一風変わっていました。貧しい農夫たちに、単に文字を教えるのではなく、搾取《さくしゅ》され抑圧《よくあつ》されている自分たちの境遇《きょうぐう》について考え、自分たちの暮らしや生活を変えていく（このことを「意識化」と彼は呼んでいます）力としての言葉の読み書きを教えるという、斬新《ざんしん》な教育でした。つまり、彼が行ったのは民衆の「エンパワメント」でした。この教育運動は評判となり、大成功を収めます。

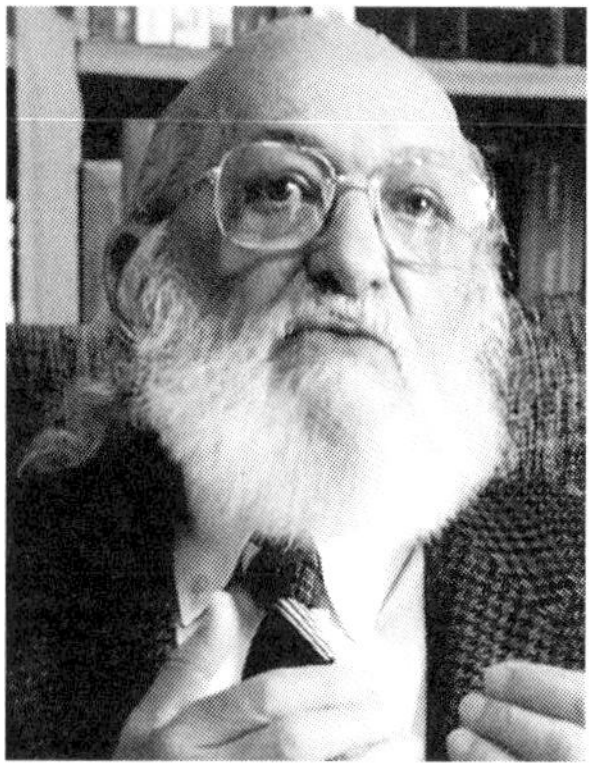

パウロ・フレイレ
（1921－1997）

１９６０年代初頭から、フレイレはレシーフェの「民衆文化運動」を組織し、識字運動を大きく展開していきます。しかし、彼を支援していた当時のゴラール大統領が１９６４年にクーデターで失脚《しっきゃく》すると、共産主義化を恐《おそ》れた軍部政府は彼を逮捕し、拘留《こうりゅう》してしまいます。その後、フレイレはチリに亡命しました。

亡命先のチリでも、同時期に識字教育が展開されており、フレイレはここでも活躍します。彼の教育方法がチリでも採用され、国内の識字化に大きく貢献《こうけん》したのです。彼の活動は世界的にも有名となり、ユネスコ（国際連合教育科学文化機関）の農業改革訓練・研究所の顧問となったり、アメリカ・ハーバード大学の客員教授として迎《むか》え入れられたりしました。

その後、フレイレは活動の場を南米やアフリカへと移していきます。その結果、彼の教育理論は世界的に大きな影響を与え、各国の識字教育に採用されたのです。フレイレは76年の人生をかけて、民衆の「意識化」を通した「真の解放」と「エンパワメント」を目指したと言えるでしょう。

フレイレが行った「課題提起型教育」とは

次ページの絵は、フレイレが実際に民衆の識字教育で使用した絵の例です。「自然的世界ならびに文化的世界のなかに存在し、それらとともに生きる人間」というタイトルがつけられています。

この絵には、自然界と文化的世界という二つの世界が描《えが》かれています。鳥たちは「世界の中にある存在」ですが、人間たちは「世界とともにある存在」であり、人間は「労働」によって現実を変えることができます。このとき教育者は、鳥、労働者、井戸などといった文字を教えると同時に、「誰が井戸を掘ったのでしょう?」「それはなぜでしょう?」「どのようにそれを行ったのでしょう?」などと、学習者に問いかけていきます。そうすることで、学習者は自《みずか》ら考え、自らに問いかけるようになり、自分たちの現実を振り返るようになります。

フレイレが重視したのは、文字や言葉を通した自分たちの「現実」の理解と、それを変える力が自分たちにはあるという「変容《へんよう》」の学習でした。これをフレイレは「意識化の教育」あるいは「課題提起型教育」と呼び、従来の教育を「銀行型教育」と言って痛烈《つうれつ》に批判しました。従来の教育は、まるで銀行にお金を預《あず》けるように、知識を学習者の頭に貯《た》めこむような非人間的な教育だと考えたのです。

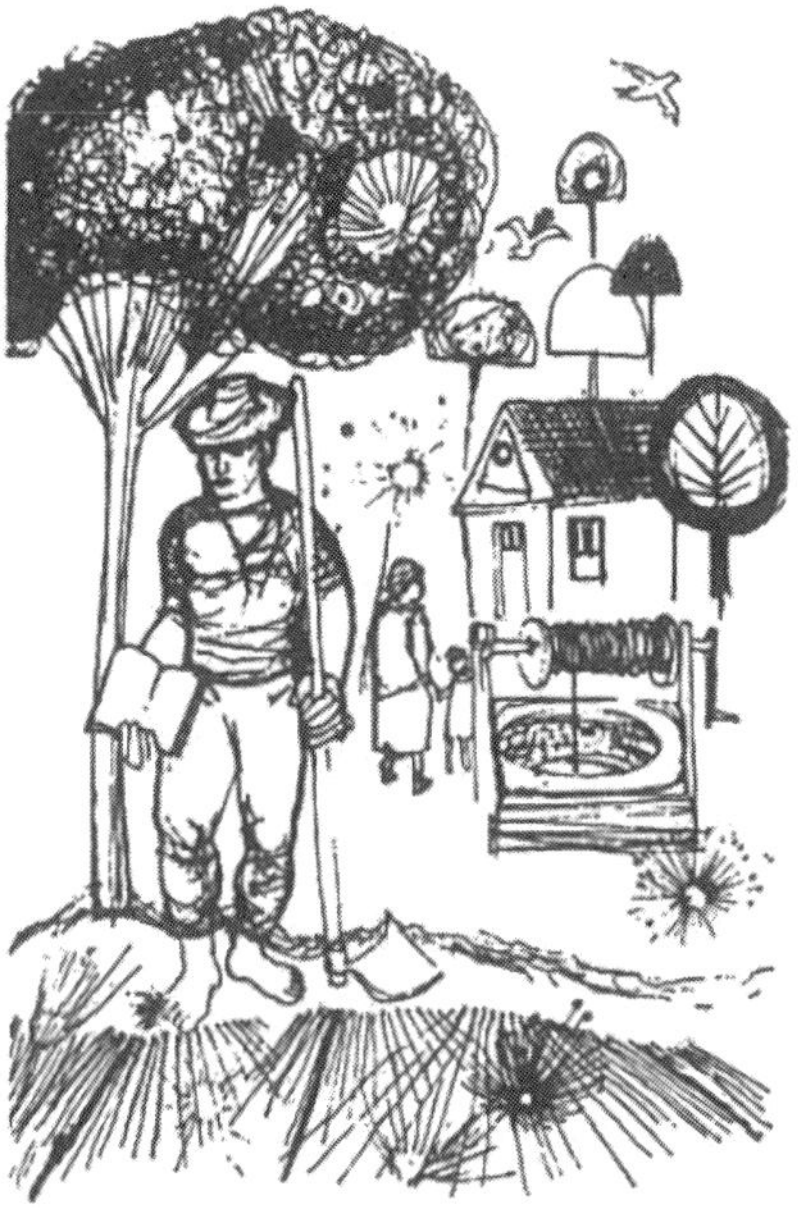

フレイレが民衆への識字教育に使った絵

また、フレイレの行った教育法は常に「対話」的でした。一方的に教え込むのではなく、「それはなぜでしょう?」などと、学習者に問いかけ、深く考えさせ、自らの現実と能力についての「気づき」＝「意識化」を起こすことを重視したのです。彼の教育法は「対話型教育」とも言われ、学習者を自ら積極的にかつ批判的に考えさせる教育の手法としては、今でも中核をなすものだと思います。

「対話」というエンパワメント

フレイレは、「対話」を通した教育を続けるうちに、もう一つの現実に気づきます。それは、地主と小作人、資本家と労働者といった社会の中での「抑圧―被抑圧」関係の他に、教室の中での「教師と学習者」という別の「抑圧―被抑圧」関係があることでした。彼は、教室の中で教師と生徒は、知る者と知らない者という固定的な関係にあり、それは「教育とは探求するプロセスそのものである」という本来の教育の姿勢を否定していると言います。フレイレは「対話」によって、その関係性を変えることが必要だと考えました。

「対話とは世界を媒介《ばいかい》にする人間同士の出会いであり、世界を〝引き受ける〟ためのものである。あなたと私という関係だけで空虚になってしまうようなものではないのである。これが世界を引き受けようとする人とそれを望まない人との対話が成り立たない原因である。言葉を話す権利を否定しようとする人と、その権利を否定されてしまった人との対話はこのようにして成り立たなくなる。言葉を話すという本来の権利を否定されてしまった人がこれらの権利を得ることがまず必要だし、このような非人間的な攻撃を止める必要もある。言葉を発して世界を『引き受け』、世界を変革するのであるならば、対話は人間が人間として意味を持つための道そのものであると

いえるだろう。」（『新訳 被抑圧者の教育学』より）

「対話」は、学習者に気づきを与え、自らを変えるようエンパワーすると同時に、教育者のほうにも学習者との関係性の変容を迫《せま》るものであると言えるでしょう。学習者に言葉を話す権利を与えていない、つまり「対話」がない教育は、教育ではないと、フレイレは批判します。人々に質問を投げかけ、言葉を発する権利を与えること、それに応答してともに考えること、一緒に問題を探求していくこと。

このフレイレが唱《とな》えた方法は、教育という分野にとどまらず、社会に対して変革を試《こころ》みていくすべての人たちに通じるものであるように思います。

歩数を気にせず「まち歩き」

「まち歩き」と「ウォーキング」の違い

最近では街中で、メタボ改善のためや、寝たきり予防のためウォーキングをする人たちを多く見かけます。厚生労働省の「健康日本21」では、1日1万歩以上の歩行（週2000kcal以上の身

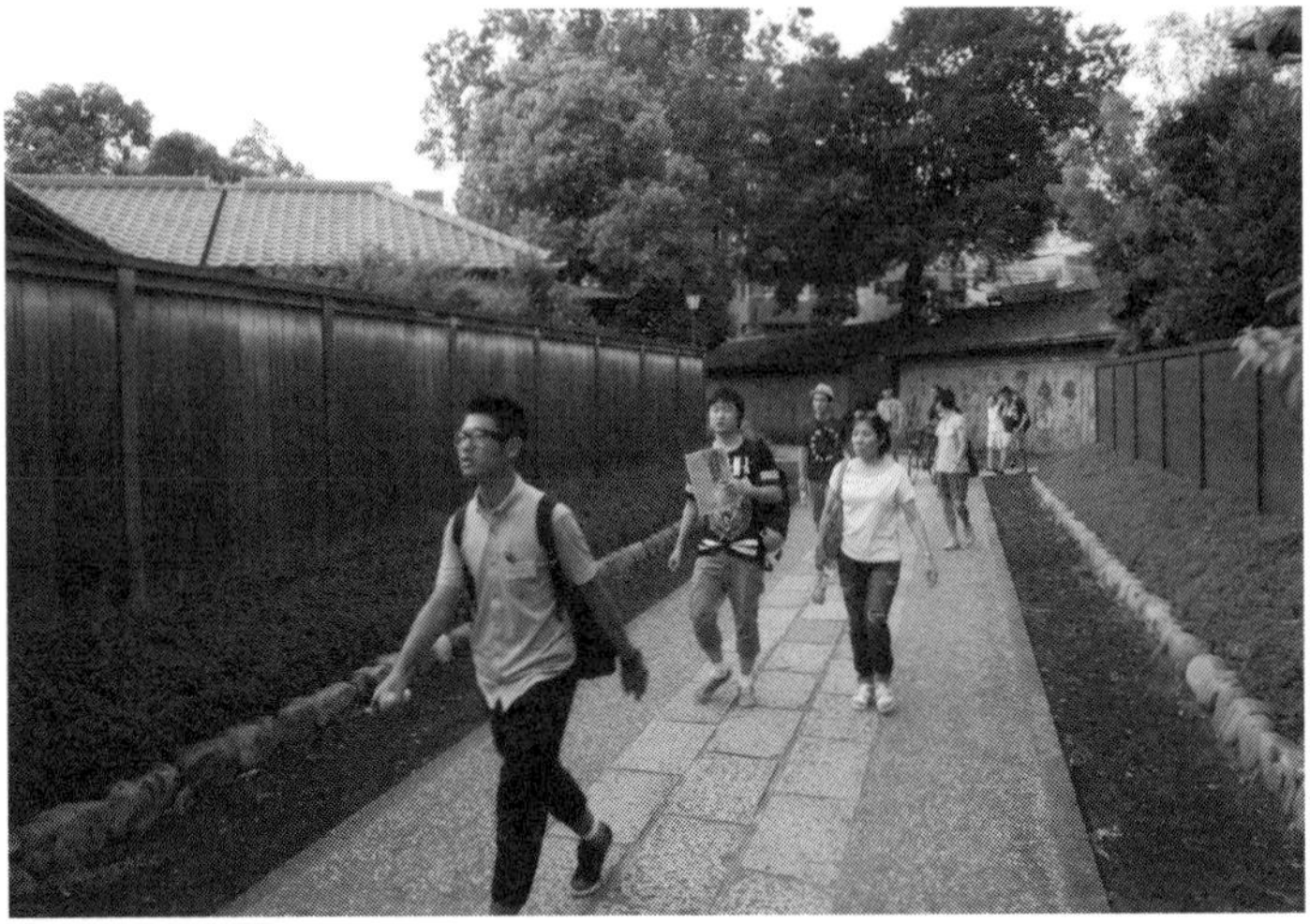

東京・根津のまち歩きツアーの様子（筆者提供）

体活動）が、総死亡率を下げることが示されており、歩くことが健康につながることは広く知られています。運動としての「ウォーキング」は医療者からも推奨《すいしょう》されますが、あえて「まち歩き」を患者に勧める医師はあまりいないのではないでしょうか。運動としてのウォーキングとは異なる「まち歩き」と広い意味での「健康」との関係について考えてみましょう。

「まち歩き」はパリの遊び人から始まった⁉

「まち歩き」（City Walking）は、学問的には文学、文化地理学、文化人類学などの分野で発展した概念で、古くは19世紀のフランス・パリに遡《さかのぼ》ります。当時パリには「遊民紳士《ゆうみんしんし》」（フラヌール：Flaneur）と呼ばれる定職についていない人々がいて、目立たぬように街中を散策し、ときにはカフェに身を潜《ひそ》めて日々の生活の中で、

「路上で繰《く》り広げられるさまざまな出来事を観察していた」と、詩人ボードレールは述べています。

この「遊民」たちの「まち歩き」と彼らの観察は、さまざまな文学や現代思想につながってきました。また、この街中を歩き観察を試みることは「フィールドワーク」という、文化人類学や社会学で用いられる研究手法の原型ともなっています。

「まち歩き」は、歴史的にはパリのほか、ドイツ・ベルリンなどの大都市において、そこに暮らす人々の行為を観察し、地域社会の構造や機能について思索《しさく》するという文学者や思想家が行ってきた様式が発展してきたものである、と言えるでしょう。

『散歩のススメ』から「ブラタモリ」まで

日本においては、１９８０年代から「まち歩き」について鋭《するど》い論考を発表していた人に、コラムニストの泉麻人《いずみあさと》さんがいます。東京生まれの泉さんは『東京23区物語』『散歩のススメ』といった書籍の中で、いわば都市の「まち歩き論」を展開してきました。『散歩のススメ』には「横町の風呂屋、路地裏の金魚店、ビルの谷間の神社……街を歩くと出会う、なつかしい風景や不思議なもの、新しい発見。さしたる目的もなくぶらぶらする街歩きの楽しみは実に奥深いのだ」と書かれています。

この「目的もなくぶらぶらする」うちに、ふと出会う人々や小さな発見・驚き、そうした偶然性に満ちた楽しみが、まち歩きには存在します。最近のテレビ番組で言えば、「ちい散歩」（テレビ朝日）や「モヤモヤさまぁ〜ず」（テレビ東京）、「ブラタモリ」（ＮＨＫ）が、同様のコンセプトでつくられています。偶然の発見がある「ぶら歩き」だからこそ楽しい、という感覚です。

その後、２０００年代に入り「まち歩き」ブームが訪れます。その背景には、人口減少社会となり、まちづくりや地域起こしが課題となった全国の各地域で、「まち歩きマップ」や「まち歩き観光コース」が多く作られるようになったことが挙げられます。今や「まち歩き」は、まちづくりの一環として行われたり、「コミュニティ・ツーリズム」（地域の魅力を知ってもらうための観光戦略）としても取り入れられたりしているのです。

まち歩きの楽しさを健康増進につなげられるか？

１９９５年の「京都市における散策実態行動の特性」という興味深い論文があります。この論文は、京都市内の成人４００人を対象に、散策行動を調査し類型化したものです。散策コースは次の三つに分けられ、その理由で高率を占めたものは、「いつものコース」が〝健康のため（50%超）〟、「気まぐれコース」が〝気分を変える（33%）〟〝健康のため（28%）〟、「とっておきコース」が〝気分を変える〟〝健康のため〟〝楽しみのため〟の3項目で9割を占めていました。

つまり、「いつものコース」の人々は主に住宅街を歩いて健康のためと割り切っているのに対し、「とっておきコース」の人々は寺社や散策道を歩いており、散策そのものを楽しんでいたわけです。古都・京都での散策ですから、寺院や神社、「哲学の道」などを歩くだけでも、さぞ楽しいことでしょう。

問題は「いつものコース」の人々は健康のために歩くことそのものを目的としており、〝楽しみのため〟がわずか10％超であるため、もしかしたら歩く習慣が長続きしないかもしれないということです。いつも決まったコースを歩いているだけでは、「路地裏の金魚店」的なささやかな発見と喜びには、なかなか出会えないでしょう。

そこで活用してほしいのが「まち歩きマップ」です。「まち歩きマップ」とは、観光ガイドブックに付属する地図に店舗情報などの情報を書き込んだものであり、地域の魅力を存分に記したものです。例えば、東京のまち歩きスポットとして大人気の谷根千《やねせん》（谷中《やなか》・根津《ねづ》・千駄木《せんだぎ》）のまち歩きマップは次ページの図のような感じです。見ているだけで楽しくなってきませんか？

偶然の楽しみがある「まち歩き」的ウォーキング

「まち歩き」の源流には、ある種無目的に、偶然の発見を楽しみながら街をぶら歩きするパリの遊民紳士たちの存在がありました。まったく目的を持たずに「まち歩き」をすることは、忙しい現代人にとっては現実的ではありません。

しかし、健康目的のウォーキングに、まち歩きマップなどを活用して、いつもと違う道を通ってみる、小さな路地を通って偶然の発見を楽しむ、という要素を取り入れることで、歩くことが

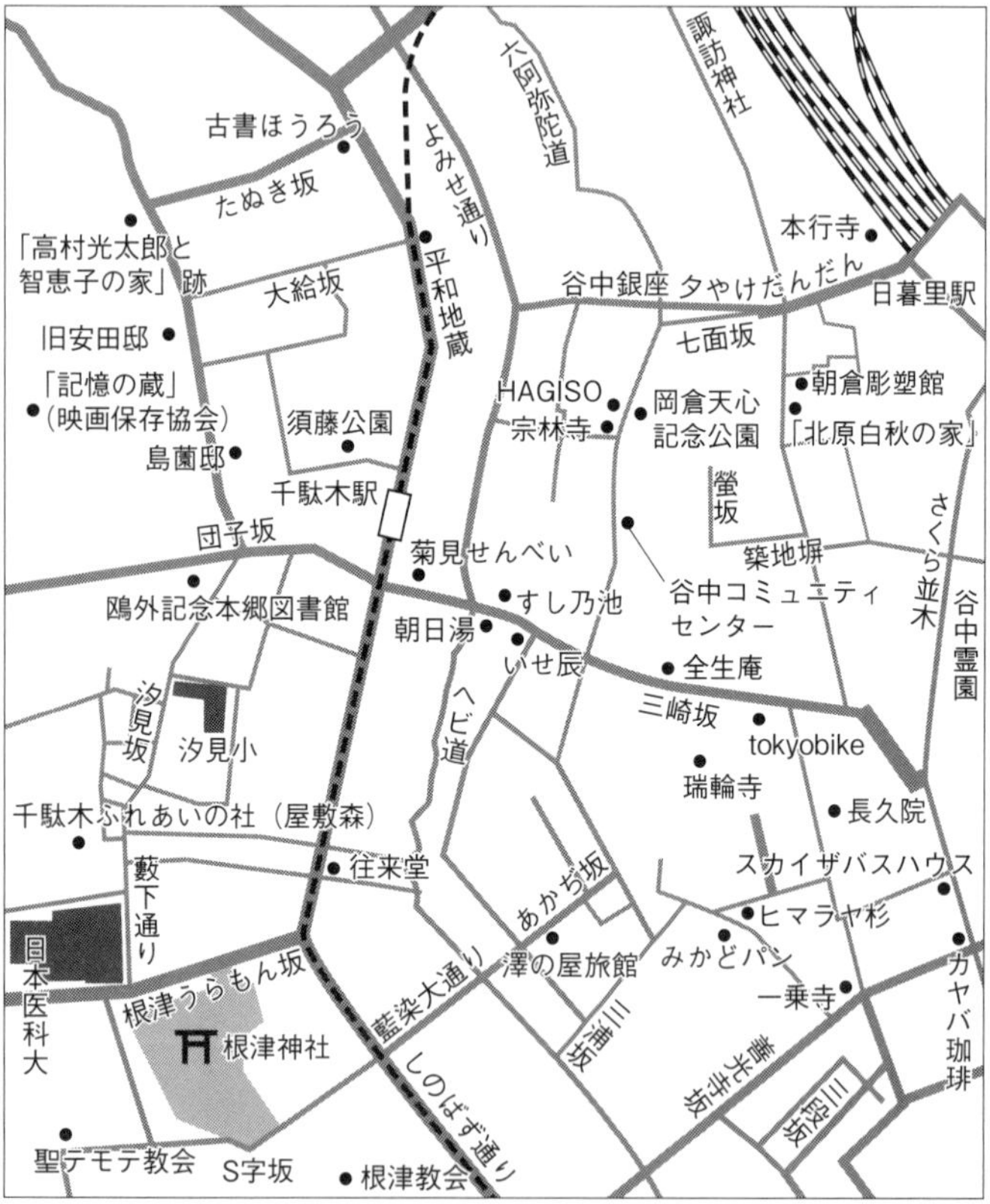
古書ほうろう
たぬき坂
「高村光太郎と智恵子の家」跡
大給坂
旧安田邸
「記憶の蔵」（映画保存協会）
須藤公園
島薗邸
千駄木駅
団子坂
鴎外記念本郷図書館
汐見坂
汐見小
千駄木ふれあいの杜（屋敷森）
藪下通り
日本医科大
根津うらもん坂
根津神社
聖テモテ教会
S字坂
根津教会
しのばず通り
藍染大通り
往来堂
よみせ通り
平和地蔵
六阿弥陀道
菊見せんべい
すし乃池
朝日湯
いせ辰
ヘビ道
あかぢ坂
澤の屋旅館
三浦坂
諏訪神社
本行寺
谷中銀座 夕やけだんだん
日暮里駅
七面坂
HAGISO
宗林寺
岡倉天心記念公園
朝倉彫塑館
「北原白秋の家」
螢坂
築地塀
さくら並木
谷中コミュニティセンター
谷中霊園
全生庵
三崎坂
tokyobike
瑞輪寺
長久院
スカイザバスハウス
ヒマラヤ杉
みかどパン
カヤバ珈琲
一乗寺
善光寺坂
三段坂

谷根千まち歩きMAP

もっと楽しくなるはずです。そしてそれは、楽しみながら歩き続けるという健康行動の長続きの秘訣《ひけつ》につながっていると考えられるのです。

実際、私も気晴《きば》らしに散策をすることがありますが、「何かを楽しむ」という視点を入れるようにしています。偶然通ったお寺の由来を調べてみたり、道に立ててある街案内の看板をよく眺《なが》めたりしています。特に私の職場がある東京都文京区《ぶんきょう》は坂が多く、○○坂という名前には必ず由来があり、江戸や明治の時代に思いを馳《は》せながら街を歩いています。

生活習慣病だけではなく、介護予防や認知症予防などにもウォーキングの効果は謳《うた》われています。身体を動かすという効果に加えて、まち歩きだからこその「楽しさ」や「刺激」が加わると、さらに健康増進や疾病《しっぺい》予防に効果があるかもしれません。

東京の「下町」の人々の健康――谷根千でのコミュニティ研究

「下町」とは?

「下町《したまち》」の定義をご存知でしょうか? 東京では、歴史的に江戸時代の御府内《ごふない》(江戸の市域)で、高台の地域を「山の手」と呼び、低地にある町を「下町」と呼びました。一般に「下町」と言えば、映画『男はつらいよ』の「寅さん」で有名な葛飾区柴又《かつしかしばまた》や、テレビドラマ化もされた小説『下町ロケット』のような町工場の多い大田区《おおた》などを連想するかもしれません。しかし本来の下町とは、江戸時代に山の手の周辺にあり職人などが住んだ、日本橋《にほんばし》、京橋《きょうばし》、神田《かんだ》、下谷《したや》、浅草《あさくさ》などを指すのです。日本橋、京橋と言えば、今では銀座にも近い一等地です。

東京においては、都区部郊外で「新市街」という意味で「下町」という使われ方もされるようになりました。葛飾区柴又や大田区・品川区《しながわ》はこれに当たります。また山の手に属するエリアでも古い街区をよく残すエリアを下町に含めることもあります。

タレントのなぎら健壱《けんいち》さんは、銀座歌舞伎座《ぎんざかぶきざ》近接の旧木挽町《こびきちょう》生まれで、れっきとした下町育ちです。なぎらさんは友人の毒蝮三太夫《どくまむしさんだゆう》さんが「下町」育ちというのを人づてに聞き、中途半端な場所を下町って言ってるんじゃないか？　と疑いながら、「生まれはどこだい？」と本人に聞いたところ、「浅草龍泉寺《あさくさりゅうせんじ》」と答えたのに対し、「まあ、竜泉なら下町と認めてもいいか」と納得した、という笑い話があります。

谷根千という「下町」

台東区《たいとう》谷中、そして文京区根津・千駄木一帯は、「谷根千」と称され、社寺や古民家、路地など古い町並みや景観が残されているとともに、藍染《あいぞめ》や工芸品など職人の店もまだまだ多く、下町情緒があふれるエリアです。また、１９７０～１９８０年代から住民主体のさまざまなまちづく

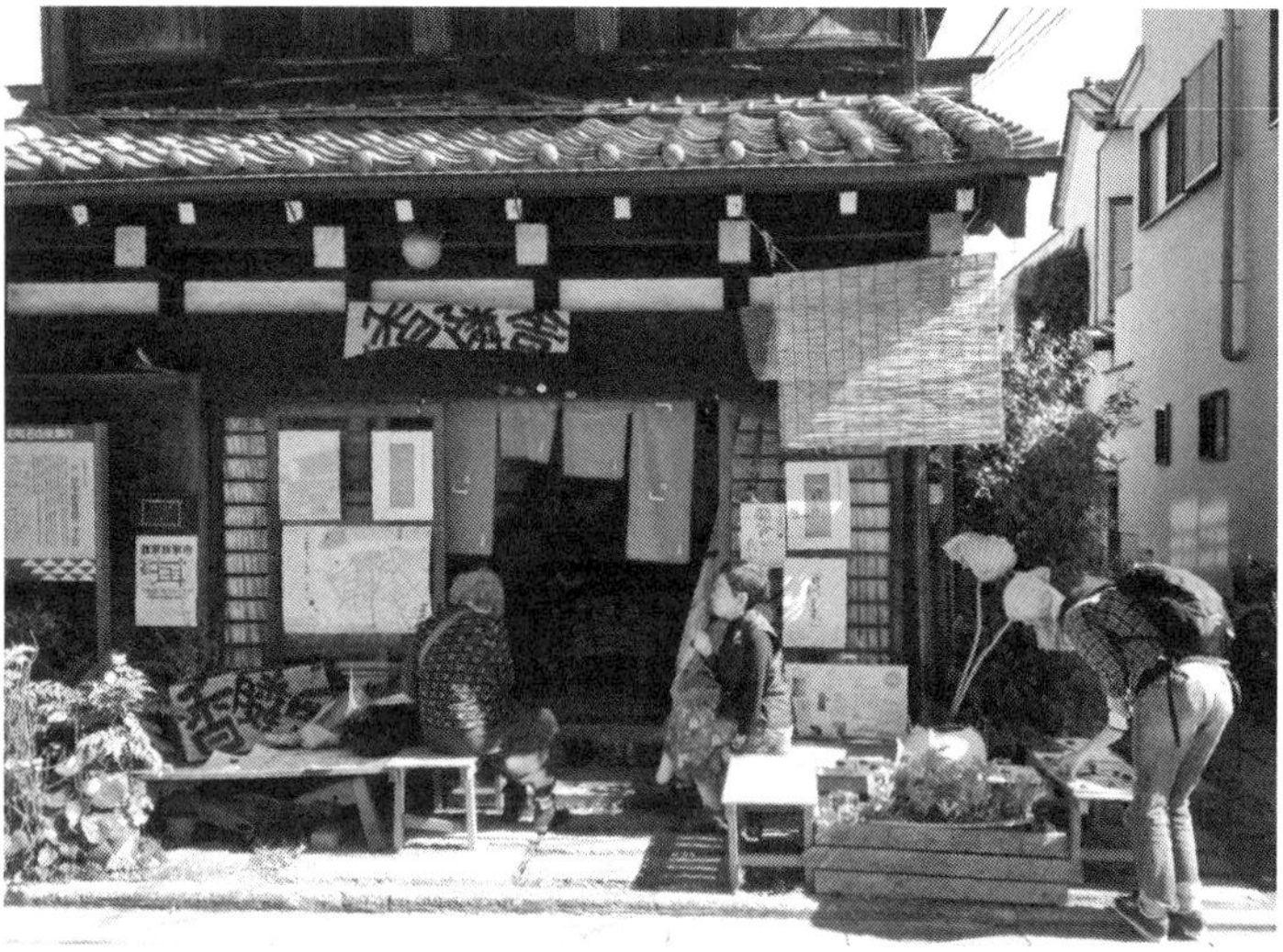

毎年「芸工展」の本部になる谷中の古民家「香隣舎」
（渡真利紘一氏提供）

り活動が始まり、まちづくりの成功例として語られることも多い地域です。

まちづくり活動の代表的なものに「芸工展」があります。芸工展とは、毎年10月に「まちじゅうが展覧会場」をキャッチフレーズに、住民の運営で2週間にわたり実施される芸術・工芸イベントです。１９９３年から毎年開催され、谷根千周辺の店舗や芸術家など１００団体以上が参加しています。廃業した銭湯《せんとう》でのアート作品展や、古《こ》民家《みんか》で尺八《しゃくはち》を製作するワークショップなど、趣向をこらした展示がなされています。

谷根千は私の勤務する東京大学にも近いことから、以前から個人的には興味を持っていましたが、谷根千のまちづくり活動に長年取り組んできた方との出会いをきっかけに、地域コミュニティと健康に関する研究をやってみたいと思うに至りました。というのも、この地域には、多くの「ソーシャル・キャピタル」があるからです。「下町」ならではのソーシャルキャピタルである銭湯やお寺、古民家などが人々の健康に良い影響を与えているのではないか、というのが当初考えた仮説でした。

教育学者フレイレから始まったコミュニティ参加型研究

このような経緯で私が始めることになった「下町」研究の枠組みはＣＢＰＲ（Community-Based Participatory Research）、日本語では「コミュニティに基《もと》づく参加型研究」とか「市民参加型アクションリサーチ」と呼ばれるものです。アクションリサーチとは、聞き慣れないかもしれませんが、「リサーチ（研究）」を行いながらも対象のコミュニティを改善する「アクション（行為）」を重視するという意味があります。その起源《きげん》は、「地域住民のエンパワメント――フレイレが行った対話型教育」でも登場した、ブラジルの教育学者パウロ・フレイレにあると言われています（Ｐ１３９〜参照）。

フレイレはブラジルの貧困地域の人々に識字教育を行いながら、同時に自分たちの置かれている社会的状況を認識させ、それを変える力が自分たちにはあるという「エンパワメント」を実践しました。その結果、フレイレの教育を受けた人たちは、読み書きができるようになったばかりでなく、自分たちが「抑圧」されている現状を変えるような能力を獲得したのです。

１９６０年代当時、フレイレの取り組みは、南米・アフリカにおける貧困や差別からの解放運動など、大きな社会変革運動につながっていきました。教育から社会変革を起こすというフレイレのアプローチは、その後世界中の教育学者や研究者に影響を与えました。このように、対象となる人々や地域にいかに役立つか、という視点で行われる研究がアクションリサーチです。

そして、対象となる地域の人々とパートナーシップを構築しながら、地域の「資源」や「ソーシャルキャピタル」を使って行うアクションリサーチを「コミュニティに基づく参加型研究（CBPR）」と呼んでいます。

銭湯・お寺・古民家・路地が人々の健康に役立つ？

２０１５年から開始した谷根千におけるアクションリサーチでは、地域活動に参加する住民や専門職へのインタビュー、また私たち自身の地域活動への参加などを通して、さまざまなデータを分析してきました。２０１８年1月現在、まだ研究は進行中です（２０１９〜２０２０年まで継続予定）。

その結果、いろいろと興味深いことがわかってきました。それは、「祭り」や「町会活動」など、古いタイプの「ソーシャル・キャピタル」もこの地域には多くありますが、さらに、銭湯や寺社、古民家《こみんか》、古い町並（大木、路地、井戸など）も、人々が集《つど》い、住民活動を行う拠点になっており、「ソーシャル・キャピタル」として機能しているということでした。谷根千の住民活動を見てみると、谷中のシンボルとなっている「ヒマラヤ杉」を保存する活動や、路地を活用するイベント、古民家を活用した住民のサークル活動などがたくさんあります。それらを通して、人間の心理社会的健康を形づくる上で重要な、人と人とのつながりや支え合い、コミュニケーション活動が活発に行われているのです。

私たちの研究でわかった「下町」的なソーシャル・キャピタルが健康に寄与《きよ》していた典型例として、「銭湯」が挙げられます。銭湯という場は、入浴のみならず、多層的な支え合いやコミュニケーション活動が営《いとな》まれ、高齢者の相互見守りなどが実践される「ソーシャル・キャピタル」として機能していました（次節『「裸の付き合い」の意外な効能――銭湯とコミュニティの健康」〈P157～〉を参照）。従来の研究でも、多様なかたちでのソーシャルキャピタルが地域に存在することで、人々の健康状態やメンタルヘルスが向上し、疾病予防効果があることなどがわかっています。

自分が住む・働く地域のソーシャルキャピタルに目を向ける

自分の住んでいる地域や働いている地域の「ソーシャル・キャピタル」を考えてみましょう。「下町」でなくても、その町に特徴的な何かを起点にして、人々が集ったり、活動をしたりしていることと思います。自分が働いている地域の特徴や、ソーシャル・キャピタルのような「強み」を知ると、仕事や活動に活《い》かせるヒントがたくさん得られます。例えば、その町の歴史を知ったり、地域のキーパーソンに話を聞いたりしてみると、今まで知らなかった地域の多くのことが見えてきます。地域で健康増進活動やまちづくり活動を行う際にも、このアプローチは非常に有効です。

その後、谷根千でのアクションリサーチは、「谷根千まちばの健康プロジェクト（まちけん）」という活動に発展しました。現在では地域の人々と協働して、古民家カフェやお寺・銭湯など、地域のソーシャル・キャピタルを活用して、映画上映会、マインドフルネス（禅）の会、ダイアローグ（対話）の会、落語の会など、人々のウェルビーイング（身体・精神・社会的なトータルとしての健康）を高めるためのさまざまなイベントの開催を続けています。

このような活動に発展させることができたのは、地域の銭湯・お寺・古民家の関係者にインタビューを重ねる中で、地域のキーパーソンのような方々と関係性を構築することができたことが大きかったと感じています。

「裸の付き合い」の意外な効能――銭湯とコミュニティの健康

「銭湯」と健康にはどんな関係があるのでしょうか。銭湯と言えば、私のような昭和生まれの世代には、「二人で行った横丁の風呂屋〜♪」の名曲「神田川」や、銭湯を舞台にしたホームドラマ「時間ですよ」が思い浮かびます。昭和の古き良き時代の思い出とともに、銭湯は庶民の憩《いこ》い

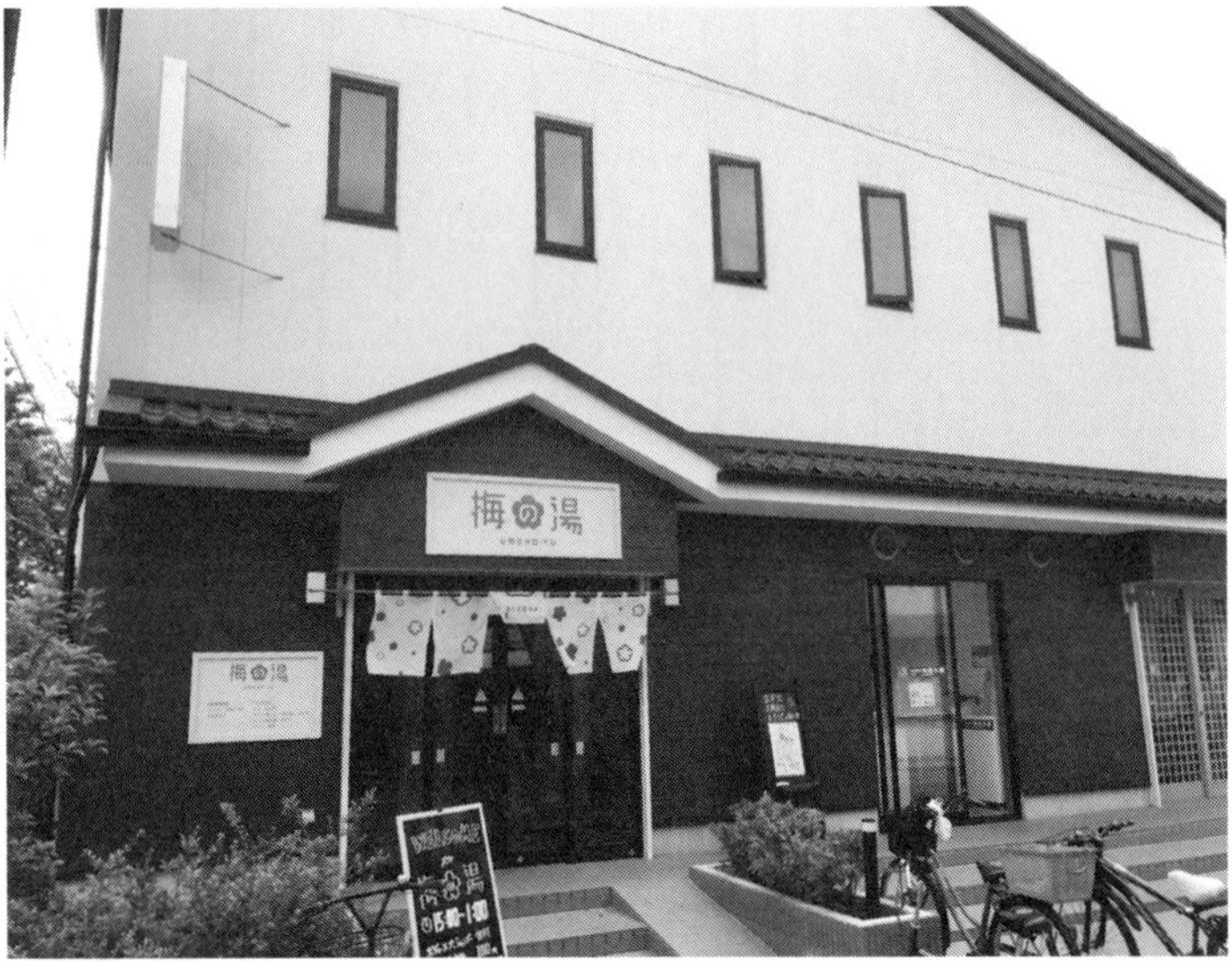

荒川区にある「梅の湯」。下町の銭湯の良さを活かしながらロビースペースでヨガ教室など多彩なイベントが開催されている

の場であったと言えるでしょう。

高度経済成長期（1954～1973年頃）の東京は、内風呂がない住宅が多かったため、老若男女《ろうにゃくなんにょ》がこぞって銭湯に通っていました。しかし時代とともに内風呂が普及したため、最盛期の1968年（昭和43年）に都内に2687軒あった銭湯は、2014年（平成26年）には696軒まで減少してしまいます（東京都庁生活文化局、2004年発表資料より）。今や「絶滅危惧種」ほどに危《あや》うい存在の銭湯ですが、果たして健康とはどんな関係があるのでしょうか。

男女混浴で愛された江戸の銭湯

銭湯の歴史は奈良時代に遡《さかのぼ》ります。6世紀に渡来した仏教では、沐浴《もくよく》の功徳《くどく》を説《と》き、汚れを洗い流すことは仏に仕える者の大切な仕事と考えられました。寺院には「浴堂」というところで沐浴が盛《さか》んに行われたといいます。平安時代の末には、京都に銭湯のはしりともいえる「湯屋」が登場しました。

江戸時代に入り、銭湯は庶民の生活になくてはならないものになります。当時はもちろん庶民の家には内風呂はなく、銭湯は慶長《けいちょう》年間の終わり（17世紀初頭）には「町ごとに風呂あり」と言われるほどに広まりました。江戸時代の銭湯は朝から沸《わ》かして、午後6時頃に時刻を知らせる鐘《かね》の音で終わります。やがて、銭湯で客に湯茶のサービスもするようになり、湯女《ゆな》が活躍します。湯女は、昼は客の背中を流していますが、夕方は三味線《しゃみせん》を手に遊客をもてなしました。この「湯女風呂」が大いに流行《はや》ったため、全盛期には吉原遊郭《よしわらゆうかく》がさびれるほどだったと言います。また、江戸の銭湯は「入り込み湯」といわれ、男女混浴でした。これは江戸末期まで続いたのですが、風紀が乱れると何度か禁止令が出されました。実際に混浴の銭湯がなくなったのは明治中頃だったといいます。

今と違って江戸は砂埃《すなぼこり》がひどかったようで、終日働いた夕方には身体が汚れ、くたびれていたことでしょう。身体の汚れを落としながら、上下の別なく裸の付き合いができ、湯女などエンターテインメントも楽しめた銭湯は、庶民にとって愛すべき憩《いこ》いの場であったようです。

背中の洗いっこで始まるコミュニケーション

公衆浴場、いわゆる「銭湯」が地域コミュニティで果たしている機能にはどんなものがあるでしょうか。銭湯は、身体をきれいにしてリラックスできるという入浴の効果以外にも、コミュニティにおいてさまざまな役割を持っています。

まず、地域コミュニティにおいては人々のコミュニケーションの場であることが挙げられます。銭湯におけるコミュニケーションは「裸の付き合い」ですから、言葉だけではなく身体を介したユニークなコミュニケーションが起こっています。

その代表が「背中の洗いっこ」です。『フィールドワークへの挑戦』(世界思想社)という本に収録されている佐藤せり佳氏の「銭湯の行動学」というユニークな論文があります。

佐藤氏は京都のある銭湯に74日間通いつめ、女湯の中での人々の「行動学」のフィールド調査を行いました。その結果、19人の30代から60代の女性たちが、主に二つのグループに分かれてお互いの背中の洗いっこネットワークをつくっていました。背中洗いが毎回必ず行われるグループと、日常的ではないが「背中洗うよ」という合図によってお互いの背中洗いが始まるグループがあり、お互いの背中を洗いながら長時間おしゃべりをしたり、冗談を言い合ったりするというコミュニケーションが起きていました。

銭湯には「生活相談の場」という機能もあります。若いお母さんが赤ちゃんや子どもと一緒に銭湯に行くと、だいたい常連のおばちゃんが子どもの面倒を見てくれたり、子育て相談にのったりしてくれる、というやりとりが起こっています。私たちの研究グループが、東京都文京区の廃業したある銭湯に通っていた常連の女性たちにインタビューをしたときに、次のような語りが聞かれました。

「でやっぱりね、子ども連れになると、子どもにやっぱり皆声かけるの、全然他人でも。それもすごく必要なこと。子どもにかける、大人が声かけてあげるってこと。『こんにちは』とかさ、『かわいいね』とかさ。やっぱりそういうふうにして声かける、子どもに。そういうのもいいんですよね」（70代女性）

また、数年間通っていた銭湯が廃業してしまい、今は銭湯に行けていないという子育て中のお母さんからは、以下のように「保育園の代替機能」としての銭湯、という語りが聞かれました。

「すごくうらやましい。極端かもしれませんけど、今、保育園つくれ保育園つくれって言ってるけど、もし銭湯のそういうコミュニケーションがあったら多分ね、保育園いらない。３年待ってますようち。もうつらくてつらくて、３年待てない、一人で子育てするのつらいから。もう預《あず》けて働きたいっていう人多いと思うんですよ」（40代女性）

その他にも「高齢者の見守り」機能があります。定期的に銭湯に通っている人たちは、いわゆる「常連」のコミュニティをつくっており、しばらく銭湯に来ない人がいると「最近あの人どうしたのかしら」と、お互いに安否《あんぴ》を気にかけるようなつながりができています。

また現在、高齢者の入浴事故が大きな問題になっています。入浴中の高齢者の急死は全国で年間約1万4000人にのぼり、その多くが、家族の見守りが機能しにくい夜間から早朝の時間帯に起こっています。

平成12年の東京都健康長寿医療センターの調査によると、深夜から早朝にかけて（4時から8時）の入浴中死亡リスクが約2倍も高いということがわかっています。また、高齢者の入浴事故が増えている原因として、一人暮らしの高齢者が増えてきたこともあります。入浴中死亡リスクを、銭湯と内風呂で比較した研究というのはありませんが、銭湯では、もし高齢者が浴槽《よくそう》で沈《しず》んでしまったとしても、他の人の目があるので、ある程度発見されやすいと考えられるのです。

これをふまえて、同センターは、高齢者の入浴事故を防ぐために、夕食前・日没前に入浴すること、また一人での入浴を控《ひか》え、公衆浴場や日帰り温泉等を活用することを推奨《すいしょう》しています。

シャワーだけでは得られない入浴の健康効果とは

銭湯や温泉で入浴することで心理的および生理的な健康面への効果も実証されており、入浴前後に体内のストレス関連物質を測定すると減少しているという複数の報告があります。全身入浴による温熱効果により精神的ストレスが軽減されるメカニズムとして、ヒートショックプロテイン（HSP：heat shock protein）というものが注目されています。

このタンパク質の一種であるＨＳＰ70は、40～42℃のマイルドな加温で体内に誘導され、生体防御作用（特にストレス防御作用）、ナチュラルキラー（ＮＫ）細胞活性化作用などの免疫《めんえき》増強作用などを有することが明らかとなっています。このタンパク質はシャワー浴では増加せず、40～42℃のお湯に10～15分つかることで増加し、ストレス軽減や筋肉痛の軽減につながることがわかっているのです。

地域における「銭湯」の役割

銭湯は、入浴によるストレス軽減・疲労回復の効果のみならず、地域コミュニティにおいて人々のコミュニケーションの場となり、生活相談の場となり、高齢者の見守りの場となるような機能があります。その他にも、内風呂では味わえない広い浴槽や空間による解放感、雄大な富士山を描いたペンキ絵の魅力、お風呂上がりのコーヒー牛乳のおいしさなど、銭湯を一度でも経験した人であれば、その良さはおわかりいただけるでしょう。

残念ながら、現在銭湯の数は全国的に減っていますが、もし近くに利用できる銭湯があれば、高齢者にとっては常連さんや番頭さんとも友達になったりして、外出する楽しみが増えることでしょう。

そうした地域の人々の「健康」を支える社会的資源としての「銭湯」が、全国的に再認識されることを願っています。

「健康」とは？ ――健康生成論とウェルビーイング

ある患者さんのお話

以前、私の外来に通っていた関節リウマチ（指や手首などの関節が慢性的に炎症を起こし変形する病気）の女性が、あるときこんなことを話されました。

「わたし、この病気になってから、もう30年以上になるんですが、むしろこの病気に感謝しているんです。先生たちのおかげで、薬もよく効いて、ふだんはあまり痛みなどの症状を感じずに過ごせています。でも、やっぱりときどき手首が腫《は》れたりして、洗い物とか手を使うときに困ってしまうのですが、不思議なことに自分が『病気』だって思ったことはないんです。むしろ自分は『健康』じゃないかって思えるんです」

この方は、表情も生き生きとされていて、30年にもわたる病気を抱《かか》えて苦しんでいるにもかかわらず、私の外来でその方はいつもエネルギーに溢《あふ》れていました。この方を診たときに、医学的には「病気」であっても、この方はある意味「健康」ではないだろうか、と感じたのです。

「健康」とは何か？

はたして、「病気」が何もない状態であれば「健康」なのでしょうか。「病気」がなくても「健康」ではない人もいますし、逆に先ほどのリウマチの方のように、「病気」があっても同時に「健康」でもある、という状態もありそうです。

個人の「健康」、あるいは地域のように集団の「健康」を扱う場合でも、『健康』とは何か？」という問いを改めて考えてみるのは有益でしょう。これまで「地域の健康格差」や「地域の健康増進」といった場合には、平均余命の延伸《えんしん》や病気の発生率の減少など、主に「病気がなく暮らせる状態」を想定していましたが、「まち歩きの楽しみ」や「銭湯での多様なコミュニケーション」が「健康」につながるというときには、単に病気がない状態ではなく、もう少し異なる意味を含んでいるようです。

現在、最も広く普及している「健康」の定義は、ＷＨＯ（世界保健機関）による次の定義です。

「『健康とは、身体的、精神的、社会的に完全に良好（ウェルビーイング）な状態であり、単に病気あるいは虚弱でないということではない』（Health is a state of complete physical, mental and social well-being and not merely the absence of disease or infirmity.）」

この定義は、ＷＨＯ発足直後の１９４８年になされたもので、「健康」とは単に病気がない状態を超えたものを指すと指摘したこと、また「ウェルビーイング（Well-being）」という概念を提唱《ていしょう》したことでも画期的でした（ウェルビーイングについては、後ほど説明します）。その後、時代を経《へ》るにつれて、他にもさまざまな健康観が登場するようになります。

例えば、フランスの医師ルネ・デュボス（Rene Jules Dubos）は、１９６４年にその著書『健康という幻想』の中で、「幸福と健康とは、絶対的な永続性のある価値をもちえない。生物学的な成功をおさめうるか否かは、適合性の尺度で決まる」と述べ、ＷＨＯが提唱するような「完全な健康」などありえないと主張しました。彼の健康観である「適合性」という概念は、環境に合わせて、人間が努力して適合させていくようなダイナミックなものでした。

１９８０年代に入ると、さらに多様な健康観が提唱されました。その代表が「生命の質（QOL：Quality of Life）」です。ＱＯＬは「生活の質」とも「人生の質」とも訳され、単に「延命すること」を最大価値とする従来の生命観に対峙《たいじ》して、盛《さか》んに使われるようになりました。

わが国においては、1986年に公衆衛生学者の小泉明《こいずみあきら》が、主観的に捉える「健康」と客観的に捉える「健康」があることを指摘し、「健康」を捉える場合は両者を区別して考える必要があると述べました。小泉の主張以降、わが国でもさまざまな健康観が活発に議論されるようになりました。

1990年代になると、さらに新しい健康観が注目を集めます。それが「健康生成論」です。

アウシュビッツの生存者の研究から始まった「健康生成論」

「健康生成論」を唱《とな》えたのはイスラエルの社会学者アーロン・アントノフスキー（Aaron Antonovsky）です。彼の考えは、今まで病気中心であった健康へのアプローチを、健康の回復・維持・増進の観点から捉え直すことでした。彼は、病気には「病因」（病原体やストレス）があるように、健康にも健康を増進させる「健康因」があるのではないかと考えたのです。これは近年わが国でも強調されている「生きる力」にも近い概念だと言えます。アントノフスキーは、この「生きる力」を「調和の感覚」(SOC：Sense of Coherence）と呼んでいます。

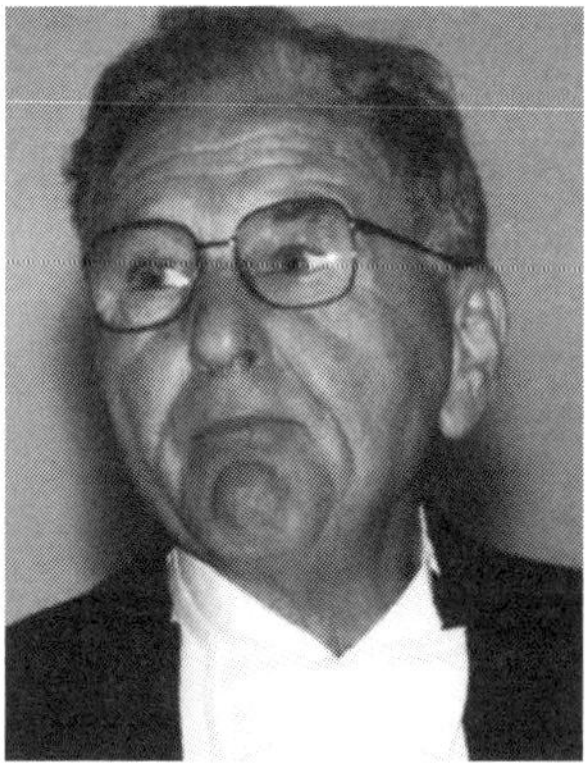

アーロン・アントノフスキー
（1923–1994）

アントノフスキーの研究は、アウシュビッツ強制収容所の生存者に対する調査から始まりました。1970年に行った彼の調査は単純なものでした。若いときに強制収容所にいた女性たちに精神的に健康かどうかの質問を行ったのです。その結果、29％の人たちは自分たちが「健康である」と答えました。対照群（強制収容所の経験のない同年代の女性）では51％が健康と答えました。このとき、アントノフスキーは29％と51％という差に注目するのではなく、強制収容所という想像を絶する過酷な経験をした人たちの約3割が、十分な健康状態にあったということに驚いたのです。

ここから、彼は健康を維持・増進させる要因に着目し、研究を進め、「SOC（調和の感覚）」という概念を提唱します。これは「より健康な方向へ心身の改善や変化を促《うなが》す要因」で、身体的な病気があったとしても、同時に健康な方向へ人間を引き上げることができる力です。

SOCは、三つの柱によって成り立っています。一つは「理解可能性」の感覚で、自分の環境で出会う出来事には秩序があり、予測可能だという確信を意味します。二つ目は「処理可能性」の感覚で、ストレスに適切に対処するための資源を自由に用いることができ、それによってうまく乗り越えることができるという確信を意味します。三つ目は「有意義さ」の感覚で、ストレスへの対処を有意義なものとして、また負担としてではなくチャレンジの対象として捉え、実際の対処行動へと人を乗り出させる動機づけを意味します。

今では、世界中でこのSOCについての研究が進み、20ヵ国以上で検討されています。SOCが高いと身体的・精神的に良好な状態や、症状の緩和など健康状態の良好さにつながること、また障害に対するコーピング（対処能力）とも関連することなどが報告されています。

SOCというのは「調和の感覚」とも訳されるように、自己と世界への基本的な信頼感覚、そしてそれに基づいて行動することができる自信のようなものです。前述した関節リウマチの女性は、身体的には病気の状態にありますが、健康生成論的に考えると、この方のSOCは高く、それがこの方を「健康」な状態に引き上げていると考えられるのです。

「ウェルビーイング」と持続的幸福感

1946年にWHOが健康の定義で「ウェルビーイング」を提唱してから、その後、ウェルビーイングの概念は大きく発展しました。もともとの意味は、身体的・心理的・社会的に良好な状態、つまり身体も健《すこ》やかで、心もストレスに対処できる充実した状態にあり、社会的なつながりも良好であるような、トータルな「健康」状態とでも言えるでしょう。

欧米では、「ポジティブ心理学」という分野が発展しており、その中心概念の一つが「ウェルビーイング」です。ポジティブ心理学は、人間が健康に向かうためにはネガティブな状態に対処するだけでは不十分で、ポジティブな要素を強化しなければならないという、健康生成論の心理学版とも言える分野です。

ポジティブ心理学の代表的な研究者であるマーティン・セリグマン（Martin E. P. Seligman）は、もともと「幸福感」の研究をしていたのですが、幸福感というものがその場かぎりの感情や気分に左右されやすく、より本質的なのは「持続的な幸福感」ではないかと考え、その本質が「ウェルビーイング」だと提唱しました。彼は、ウェルビーイングを構成する要素として、ポジティブ感情（喜び、楽しみ、快適さ、心の静寂《せいじゃく》など）、エンゲージメント（熱中する活動）、人生における意味、達成、良好な社会的関係の五つを提唱しています。

ウェルビーイングは長寿とも関連するという報告があります。代表的なものが「修道女研究」です。修道女１８０人（平均22歳）の手記を分析し、文中に「喜び」や「感謝」といったポジティブ感情を表記していた修道女のほうが、ネガティブ感情を記していた修道女よりも60年後の健康状態が良く、最長で10年も長生きしたというのです。その他にも多くの報告がありますが、こうした主観的な「健康」が、客観的な指標である余命や疾病率に関連するのではないかという研究は数多く出ています。

あらためて「健康」という言葉の意味の多様性を考えてみると、客観的な「健康」と主観的な「健康」があること、ウェルビーイングのように身体・心理・社会的なトータルな捉え方ができること、「健康生成論」のように、ＳＯＣ（調和の感覚）などの健康因を強化することもできることなど、さまざまな捉え方ができることに驚かされます。もっと言えば、一人一人にとって「健康」の定義は異なるのかもしれません。

そうした自由さが「健康」という言葉にはあり、そのことが健康について誰もが自分ごととして、主体的に取り組める良さにつながっていると思います。

「健康」な地域とは？　――自殺の少ない町の「ゆるいつながり」

その町の自殺率はなぜ低いのか？

岡檀《おかまゆみ》さんという研究者が2013年に出版した本が反響を呼んでいます。『生き心地の良い町――この自殺率の低さには理由《わけ》がある』（講談社）という本です。日本で最も自殺率の低い「自殺〝最〟希少地域」の一つ、徳島県南部の太平洋沿いにある小さな町、旧海部町《かいふちょう》を4年にわたって調査し、自殺率の低さの謎に迫《せま》った研究に基づいて書かれたものです。

私はこの本を読んで、目から鱗《うろこ》が落ちる思いでした。この本には「ソーシャルキャピタル」という言葉は一言も出てきませんが、まさにその本質を描き出しているように思えたのです。「人のつながり」が強い地域は、支え合い・助け合いが盛《さか》んかもしれませんが、ある意味「息苦しい」と感じるかもしれません。しかし都会のように、隣の人の顔も知らないという地域でも、孤独感が募《つの》り、助け合いは起きにくいでしょう。強すぎず、弱すぎず、ちょうど良い「人のつながり」とは何なのか。「健康」な地域とは、一体どんな地域なのでしょう。

海部町の5つの「自殺予防因子」

岡さんは、「老人の自殺が過去17年間ゼロ」という1990年の新聞記事を発見し、海部町に注目します。わずか2600人の海部町は、島を除《のぞ》くと日本で最も自殺率の低い地域であることを統計であらためて確認し、岡さんは海部町に向かいました。

最初の訪問で同行してもらった保健師が「うまく説明できんのやけど……この町は何かほかと違うところがあるて、思いますよ」とつぶやきます。岡さんの心がときめいた瞬間でした。

それから4年をかけ、フィールドワーク（実際に町を歩いて観察記録し、聞き取り調査をする手法）や、質問紙調査、インタビューなどを重ね、彼女は、この町は他の地域と何が違うのか、洞察《どうさつ》を深めていきました。

研究の結果、岡さんは海部町に特徴的な五つのことを見つけました。それは、①コミュニティはゆるやかな紐帯《ちゅうたい》（つながり）を持つ、②身内意識が弱い、③援助希求への抵抗が小さい、④他者への評価は人物本位である、⑤政治参加に意欲的である、ということです。これらを岡さんは「自殺予防因子」と呼んでいます。

「ゆるやかな紐帯」というのは少し難しい言葉ですが、「紐帯」とは人と人とのつながりのことを指しています。それが強いのではなく、「ゆるやか」であるというのです。これはどういうことなのでしょうか。

「ゆるいつながり」がちょうど良い

海部町は物理的密集度が極めて高いコミュニティで、特に密集した居住区では「隣家の電話での会話まで聞こえてくる」ほどの町だといいます。そこでは、好《この》むと好まざるとにかかわらず、住民同士の接触頻度は高くなります。彼らにとって「プライバシーの保護」というのは、まるで現実味がない話なのです。その一方で、隣人間の付き合いに粘質な印象はない、と岡さんは言います。基本は放任主義であり、必要があれば過不足なく援助するというような、どちらかといえば淡白《たんぱく》なコミュニケーションによる「ゆるいつながり」が維持されているのです。

アンケート調査の結果もこの説明を裏付けていました。近所付き合いについての質問に対し、「日常的に生活面で協力し合っている」と答えた人の比率は、海部町が16・５％であったのに対し、自殺多発地域であるA町では44・０％でした。海部町では、「立ち話程度のつきあい」（49・９％）と「あいさつ程度の最小限のつきあい」（31・３％）が大半を占めていました。つまり、海部町では強いつながりは少なく、立ち話程度・あいさつ程度といった「ゆるいつながり」が多くを占めていたのです。

「ゆるいつながり」「弱いつながり」のほうが「強いつながり」よりもメリットがあるという考えは、１９７０年にスタンフォード大学の社会学者マーク・グラノヴェッター（Mark

Granovetter）が概念化して有名になりました。彼が行った調査では、無作為に選んだ282人のホワイトカラー職の人に「どうやって今の職を得たのか」を尋ねました。すると、家族や同僚、同級生のような「強いつながり」の人たちよりも、共通の趣味でつながった異業種の友人など「弱いつながり」の人からの情報をもとにしていることが判明したのです。

「強いつながり」は、社会的サポートが生み出されやすいという利点がありますが、ときに、それを維持するための負担が重くなったり、ストレスになって逆に健康を害したりすることもあると言われています。一方、「弱いつながり」は、閉鎖的《へいさ》になりがちなコミュニティの外部からの情報や人々とつながりやすくなるという利点があると同時に、海部町の例のように「ちょうど良い距離感」を生み出すことにもつながるのです。

「監視」ではなく「関心」を持つ

この本でもう一つ、ストンと腑《ふ》に落ちた言葉があります。それは、この町の人たちは「人に関心がある」ということです。

高校に進学して海部町以外の町へ初めて出たという女の子が岡さんにこう言いました。「高校へ入って、ほかの町の子ぉらって、あんまり人に関心ないんやなと思った」と。隣町の女性は初めて海部町の子どもたちと接したとき、「海部町の子ぉらは、えろう人なつっこいな」と感じたと言います。海部町の人たちは、人にとても関心があるのですが、その関わり方がさりげなく、しつこくない。それは「監視」するような関わり方ではなく、「関心」を持つという関わり方なのだと、岡さんは言います。

「関心」を持つような「つながり」であれば、もし困ったときには誰かが助けてくれる、でも、ふだんはそっとしておいてくれる。そんな、心地よい「つながり」が維持できるのではないでしょうか。「健康」な地域とは、そんな「ゆるいつながり」が、お互いへの「関心」を持って維持されているコミュニティなのかもしれません。

「自分らしさ」を追求できるコミュニティ

もう一つ、私が強調したいのが、「健康」なコミュニティとは、「自分らしさ」を追求できる社会ではないかということです。海部町の人たちは、「いろんな人がいてもよい、いろんな人がいたほうがよい」という多様性重視の考え方が根付いていると言います。誰かが、例外的な行動をとったとしても、「そういう考え方もあるかもなぁ」と認めてくれる。逆に言うと、自分の考えややりたいことを素直に表現でき、周りの人がそれを許容してくれたり、面白がったりしてくれる。そんなコミュニティのようです。

翻《ひるがえ》って、今の日本社会を考えてみると、ＳＮＳなどの影響である意味「つながり」はとても増えていますが、「関心」よりも「監視」が先行し、誰かが例外的な、規範《きはん》から逸脱《いつだつ》するような行動をとると、バッシングされたり批難《ひなん》されたりする。コミュニティのルールを守ることが最優先され、皆と同じような行動をとることが強制されるような、窮屈《きゅうくつ》な社会になってきていないでしょうか。

「自分らしさ」を表現できず、お互いを「監視」するようなコミュニティは、次第に活力を失っていくように思います。多様性があるからこそ良い、いろんな人がいるから面白い、という考え方への変革が、今、私たちに問われているように感じています。

参考文献

地域における健康格差

近藤克則：『健康格差社会への処方箋』医学書院、２０１７年
近藤尚己（編）：特集 健康格差対策　治療99巻1号、南山堂、２０１７年
松本伊智朗、他（編）：『子どもの貧困ハンドブック』かもがわ出版、２０１６年

家庭医が地域を見る「目」

エリザベスT．アンダーソン／ジュディス・マクファーレイン（編）、金川克子／早川和生（訳）：『コミュニティアズパートナー――地域看護学の理論と実際　第2版』医学書院、２００７年
佐伯和子：『地域看護アセスメントガイド――アセスメント・計画・評価のすすめかた』医歯薬出版、２００７年
挑戦する医師につながるサイト coFFee doctors：地域を「まるごと診る」仕組みづくり　INTERVIEW　長嶺由衣子
URL: http://coffeedoctors.jp/doctors/501/

人の「つながり」で健康になる？

相田潤、近藤克則：「ソーシャル・キャピタルと健康格差」医療と社会、24(1)：57-74、２０１４
Scheller RM, et al.: Community-level Social Capital and Recurrence of Acute Coronary Syndrome. *Soc Sci Med* 66(7):

1603–13, 2008
Sundquist J, et al.: Low Linking Social Capital as a Predictor of Coronary Heart Disease in Sweden: A Cohort Study of 2.8 Million People. *Soc Sci Med* 62(4): 954–63, 2006
Lofors J, et al.: Low-linking Social Capital as a Predictor of Mental Disorders: A Cohort Study of 4.5 Million Swedes. *Soc Sci Med* 64(1): 21–34, 2007
Desai RA, et al.: Mental Health Service Delivery and Suicide Risk: The Role of Individual Patient and Facility Factors. *Am J Psychiatry* 162(2): 311–8, 2005
Aida J, et al.: Does Social Capital Affect the Incidence of Functional Disability in Older Japanese? A Prospective Population-based Cohort Study. *J Epidemiol Community Health* 67(1): 42–7, 2013
Wen M, et al.: Effect of Specific Aspects of Community Social Environment on the Mortality of Individuals Diagnosed with Serious Illness. *Soc Sci Med* 61(6): 1119–34, 2005
近藤尚己：『健康格差対策の進め方――効果をもたらす５つの視点』医学書院、２０１６年

地域住民のエンパワメント――フレイレの対話型教育

パウロ・フレイレ（著）、三砂ちづる（訳）：『新訳 被抑圧者の教育学』亜紀書房、２０１１年
赤尾勝己：第３章 意識化理論――P・フレイレの成人識字教育をめぐって『生涯学習理論を学ぶ人のために――欧米の成人教育理論、生涯学習の理論と方法』赤尾勝己（編）世界思想社、２００４年

パウロ・フレイレ（著）、里見実（訳）：『希望の教育学』太郎次郎社、2001年

歩数を気にせず「まち歩き」

泉麻人：『散歩のススメ』新潮社、1996年
泉麻人：『東京23区物語』新潮社、1988年
和田章仁、材野博司：京都市における散策実態行動の特性　土木計画学研究・講演集　17：387-390、19956

東京の「下町」と人々の健康――谷根千でのコミュニティ研究

CBPR研究会：『地域保健に活かすCBPR――コミュニティ参加型の活動・実践・パートナーシップ』医歯薬出版、2010年
武田丈：『参加型アクションリサーチ（CBPR）の理論と実践――社会変革のための研究方法論』世界思想社、2015年
孫大輔、密山要用、松下弓月：東京の「下町」におけるソーシャル・キャピタルと人々の健康―谷中・根津・千駄木におけるCommunity-Based Participatory Research からの示唆―　第43回日本保健医療社会学会大会　2017年　京都（会議録）
谷根千まちばの健康プロジェクトHP　URL: http://www.ynsmachiken.net

「裸の付き合い」の意外な効能――銭湯とコミュニティの健康

佐藤せり佳：第5章 銭湯の行動学『フィールドワークへの挑戦――〈実践〉人類学入門』世界思想社、２００６年、pp.259–282.

孫大輔、密山要用、松下弓月：東京の「下町」におけるソーシャル・キャピタルと人々の健康―谷中・根津・千駄木におけるCommunity-Based Participatory Researchからの示唆― 第43回日本保健医療社会学会大会 ２０１７年 京都（会議録）

高橋龍太郎 高齢者の入浴事故はどうして起こるのか？―特徴と対策― 東京都健康長寿医療センター研究所ＨＰ URL: http://www.tmghig.jp/J_TMIG/topics/topics_184.html

伊藤要子、他：全身入浴またはシャワー浴の継続がその後の入浴によるＨＳＰ70に及ぼす影響 日本温泉気候物理医学会雑誌78(1)：30-31、２０１４

「健康」とは？――健康生成論とウェルビーイング

桝本妙子：「健康」概念に関する一考察 立命館産業社会論集．36(1)：１２３-１３９、２０００

アーロン・アントノフスキー（著）、山崎喜比古／吉井清子（訳）：『健康の謎を解く――ストレス対処と健康保持のメカニズム』有信堂高文社、２００１年

マーティン・セリグマン（著）、宇野カオリ（監訳）：『ポジティブ心理学の挑戦――〝幸福〟から〝持続的幸福〟へ』ディスカヴァー・トゥエンティワン、２０１４年

田中芳幸、外川あゆみ、津田彰：健康や長寿に及ぼす主観的ウェルビーイングの役割　久留米大学心理学研究　10：128-149、2011

「健康」な地域とは？　——自殺の少ない町の「ゆるいつながり」

岡檀：『生き心地の良い町——この自殺率の低さには理由《わけ》がある』講談社、２０１３年
石川善樹：『友だちの数で寿命はきまる——人との「つながり」が最高の健康法』マガジンハウス、２０１４年
イチロー・カワチ他（著）、藤澤由和他（訳）：『ソーシャル・キャピタルと健康』日本評論社、２００８年

第4章 患者にとっての良い医師とは

これからの時代に求められる医師とは

「医師像」の理想と現実

医師という職業は、多くの映画、テレビドラマや漫画などで取り上げられてきました。そこに出てくる医師は、ゴッドハンドを持つスーパー外科医や、島医者として住民に寄り添《そ》う医療を行う医師などさまざまです。しかしながら、実際の医師の仕事は、ドラマに出てくるように美しく華麗《かれい》なものばかりではありません。むしろ、もっと泥臭《どろくさ》く、日々悩み、葛藤《かっとう》するようなことばかりなのです。

私が今まで鑑賞した作品の中で、一番医師の実情に近い内容だと感じたのは、漫画『ブラックジャックによろしく』（佐藤秀峰《さとうしゅうほう》作）です。やや誇張《こちょう》されて描《えが》かれているところもありますが、研修医の実情や現代の医療問題などが、大変リアルに描かれていると思います。この作品では、主人公の斉藤英二郎医師は常に「悩み続ける医師」であり続けます。いろいろな描き方がされますが、ほとんどの医療系ドラマには、多かれ少なかれ、一般の人が期待する「理想の医師像」が投影《とうえい》されているのではないでしょうか。

以下では、医師という仕事の理想と現状や、これからの時代に求められる医学教育について考えていきたいと思います。

「理想の医師像」とは？

理想の医師像とはどんなものでしょうか？　患者にとっての理想像と、医学生や医師にとっての理想像は異なるかもしれません。

１９８５年のアメリカの研究で、優《すぐ》れた医師を特徴づける（医師に期待される）資質について４３３名の医学部教員を対象に調査したものがあります。その結果、教員によって重要だと判断されたのは、①臨床的判断力、②正確な診療録の記録、③最新の医学知識、④情緒《じょうちょ》の安定、⑤精力的かつ情熱的、などの資質でした。最後の二つが、医師の情緒性やパーソナリティに関するものである点が興味深いと思います。

「情緒の安定」つまり「平静の心」が、医師にとって重要な資質であると述べたのは、「近代医学の父」とも呼ばれるウィリアム・オスラー（William Osler）です。彼は内科医師としてペンシルバニア大学、ジョンズホプキンス大学などの教授を歴任し、生涯に１２５３編の学術論文をまとめました。オスラーは「医師にとって、沈着な姿勢、これに勝《まさ》る資質はありえない。沈着な姿勢とは、状況の如何《いかん》にかかわらず冷静さと心の落着きを失わないことを意味する」（『平静の心』より）と述べています。

患者の立場から見た「理想の医師像」とはどんなものなのでしょうか。カナダのマギル大学では、医学部の教員だけではなく実際の患者にもインタビューを行い、医学教育に役立てるために「医師としてあるべき資質」を抽出《ちゅうしゅつ》しています。その結果、18の資質が挙《あ》げられていますが、特徴的なのは「癒《いや》し人（Healer）としての医師」という項目です。それには、「共感と思いやり（Caring and Compassion）」「洞察力《どうさつりょく》（Insight）」「オープンさ（Openness）」「自己治癒力《じこちゆりょく》への敬意（Respect for the Healing Function）」などが含まれています。

患者の立場としては、患者の気持ちをじっくりと聴き、共感を示してくれる医師、患者の自己治癒の力も信じて、そっと支えてくれる医師を望んでいる、と言えるのかもしれません。ちなみに、先ほどのオスラー医師は、マギル大学の卒業生でもあります。

日本における医師教育――「医は仁術なり」

「医は仁術《じんじゅつ》なり」とよく言われます。わが国における医師の理想のあり方を体現する言葉の一つと言えるでしょう。この言葉は江戸時代に盛《さか》んに用いられましたが、古くは平安時代まで遡《さかのぼ》ることができ、当時の中国・唐《とう》から伝わった言葉でした。唐の徳宗《とくそう》の時代の宰相《さいしょう》、陸宣公《りくせんこう》が「医は以《もっ》て人を活《い》かす心なり。故《ゆえ》に医は仁術という」と述べています。

1712年に「養生訓《ようじょうくん》」を著した儒学者《じゅがくしゃ》・貝原益軒《かいばらえきけん》もこれに触《ふ》れています。「医は仁術なり。仁愛《じんあい》の心を本とし、人を救うを以て志とすべし。わが身の利養を専《もっぱ》ら志すべからず」と書き、医師は無私《むし》の心をもって、仁愛の心で患者に接すべきであることを説《と》いています。

日本の近代医学の黎明期《れいめいき》において決定的な影響を与えたのが、緒方洪庵《おがたこうあん》です。江戸時代後期の蘭学者《らんがくしゃ》であり教育者として知られる緒方洪庵は、長崎で医学や西洋事情について学んだ後、29歳で医業の傍ら《かたわ》「適々斎塾《てきてきさいじゅく》（適塾）」を大坂に開きます。ここから、福沢諭吉《ふくざわゆきち》、大村益次郎《おおむらますじろう》、橋本左内《はしもとさない》など著名な門弟が育ったのは周知の事実です。

彼の最大の功績《こうせき》の一つは、日本で初めてワクチン（種痘《しゅとう》）本格的に広めたことですが、医師としても「仁術」という言葉を体現したような人でした。彼は生まれついての親切者で、「医師というものは、とびきりの親切者以外はなるべきしごとではない」と語っていたと言われています。

緒方洪庵は、医学を志す者の心構え《こころがま》について、次のように述べています。

一．医者がこの世に存在しているのは、ひとえに人のためであり、自分自身のためではない。有名になろうと思うな。利益を得ようとするな。人を救うことだけを考えよ。
一．病人に向かったならば、ただ一人の患者として見よ。貴賤貧富《きせんひんぷ》で患者を差別してはならない。
一．医術は、患者のために施《ほどこ》すものであって、決して患者を実験台にしてはならない。

再び重視されるようになったヒューマニティ教育

このように洋の東西を問わず、医師としての教育には、患者を思いやる心や共感、奉仕《ほうし》的精神が重視されてきたことがわかると思います。従来の医学教育では、そうした「仁術」を体現するような先達《せんだつ》の背中を見て、医師としての基本姿勢を自然と学んでいったのでしょう。しかし、時代を経《へ》るにつれ、医学教育の内容は大部分が、広範囲にわたる医学的な知識と技術の習得や、最先端の研究を含む学問としての医学を教える内容へと変貌《へんぼう》していきました。そこには、日進月歩《にっしんげっぽ》で進化する医学の知識体系全般の膨大化《ぼうだいか》などが背景にあったのです。

そのような中、２０００年代以降、わが国においては医学教育の見直しの必要性が叫《さけ》ばれるようになりました。問題の原因には、医療のニーズが変化したこと、需要の多様化、医療レベルの高度化などがあります。２００4年に新医師臨床研修制度が開始され、２００1年には文部科学省により「医学教育モデル・コア・カリキュラム」という、基本的な医学教育の指針を示《しめ》したものが公表されました。その中で、コミュニケーション教育や、ヒューマニティ（人間性）に関する教育の必要性が盛り込まれたのは大きな転換点だったと思います。

最新版の医学教育モデル・コア・カリキュラム（平成28年度改訂版）には、「医師として求められる基本的な資質・能力」に、「コミュニケーション能力」や「プロフェッショナリズム（患者中心の医療を行う医師としての倫理観《りんりかん》や姿勢）」が盛り込まれています。

人工知能時代の医学教育

医学教育の未来を語る上で、人工知能（AI：Artificial Intelligence）の話題は避《さ》けて通れないでしょう。人工知能は、膨大な情報を蓄積し、複雑なビッグデータから、そのときの状況・条件に合わせて「最善」と思われる選択肢を判断する能力に優《すぐ》れています。医療においては、おそらく医療画像から小さな腫瘍《しゅよう》病変などを診断する病理医《びょうりい》や放射線科医の仕事が真っ先に人工知能にとって代わられるでしょう。また、薬剤師が行う機械的な調剤業務などもロボット化されます。簡単な臨床診断や、一部の手術などでさえも、人工知能のほうが得意になる時代が来ると思われます。

人工知能と共存する時代が来たとき、医師に残される仕事、人間の医師でないと不可能な仕事とは何でしょうか。それは一言で言うと「ヒューマン」な仕事です。「迷い」や「葛藤」をも含むような意思決定、患者との「情緒」や「共感」の交流、人間同士の関係性から構築される「信頼」といったものは、医師の仕事として最重要のものになるでしょう。そうしたヒューマニティに関する資質や能力を育《はぐく》み、高めるような教育をいかに発展させることができるかが、これからの時代の医学教育に問われています。

医学教育におけるコミュニケーション教育

研修医時代の苦い思い出

私が医学生だった1990年代後半当時、医学教育には「コミュニケーション教育」という概《がい》念《ねん》がほとんどなかったように思います。残念ながら、コミュニケーションに関するスキルを教わった覚えがないのです。今では、医療面接実習というものがあり、学生たちは4年生のときにコミュニケーションに関する一通りのスキルを教わります。

そんな私が、研修医のときに困ってしまったのは、怒り出してしまう患者さんへの対応や、重《じゅう》篤《とく》な病状について説明する際のコミュニケーションのとり方についてでした。

研修医2年目のときの苦い思い出です。その日、外来診療をしていたのですが、ある女性が診察室に入って来るなり、「なんでこんなに待たされるの⁉ もう2時間も待ってるんですけど！」と声を荒《あら》らげました。その日、事務の手違いでその方の順番が後に回されてしまい、かなり長く待たせてしまったのです。私は「そうでしたか。どうもすみません」と謝《あやま》ったのですが、その謝り方は、誠実さに欠けていたように思います。そこから診察を始めようとしたのですが、その方の怒りはおさまらず「どうしてくれるの⁉」と、なかなか診察に入らせてくれません。結局、私もだんだん腹が立ってきて、「そんな態度では診察できません！」と言ってしまいました。すると患者さんはさらに怒って、診察室を出て行ってしまったのです。今から考えると、私の態度はまったくプロ意識に欠けたものであり、不適切な対応でした。

「難しい患者面接」とコミュニケーション教育

その後、何年も経って、このような患者さんとのコミュニケーションにもアプローチ法があるということを知り、目から鱗《うろこ》が落ちる思いでした。このようなケースは「難しい患者面接(Difficult Patient Encounter)」と呼ばれ、今ではコミュニケーション教育にロールプレイなどで取り入れられたりしています。

難しい患者面接には、「怒りを表す患者」との面接が典型的ですが、その他にも、悲しみを表す患者、不信感を表す患者、まとまりなく話す患者、あまり話さない患者、全身状態の悪い患者との医療面接などが知られています。

「怒りを表す患者」との面接の場合、医師が怒りを無視してしまったり、なだめたり、怒りに対して怒りで返したり、早まって患者の感情を正当化してしまったりすると上手くいかないと言われています。私の研修医時代のケースでは、怒りに対していわゆる「逆ギレ」をしてしまったのが不適切でした。

また「あまり話さない患者」のような場合、それにも十分な理由があります。例えば、患者が抑うつ的になっていたり、医師と十分な関係性ができていないため話しづらいと感じていたり、話すのが恥ずかしいと感じていたりという場合です。

難しい患者面接では、患者の考えや気持ちを知ろうとすること、それに共感することが重要だと言われています。2時間も待たされれば腹が立つのも十分に理解できると思えば、防衛的にならずに、まずは真摯《しんし》に謝罪した上で、それが理解できるという態度を示すことで相手の感情は徐々におさまってくるものです。

患者が不快に思う医師の態度

逆に患者から見て、不快・不満に思う医師の態度には、患者のほうを向かない（目線を合わせない）、患者の話を聴かない、急《せ》かすような態度をとる、権威主義的な態度をとる、否定的な態度をとる、専門用語を多用する、などが挙げられています。

「患者のほうをあまり向かない」という医師は、電子カルテ時代になった現在、昔より増えているかもしれません。アメリカのある研究では、39人の医師による71件の診察場面を対象に、医師のパソコン使用と患者とのコミュニケーションの関係を調べました。その結果、パソコン画面に向かう時間が多い医師（全体の35％）ほど、患者満足度が低くなっていたのに対し、パソコンを見る時間が少ない医師の場合（全体の27％）、患者満足度は高くなっていたのです。医師がパソコン画面を見る時間と患者満足度は反比例していると言えるでしょう。

また、医師は看護師などに比べると、必ずしも聴き上手ではありません。やはりアメリカのある研究では、医師と患者の74件の面接場面を分析しています。その結果、面接の初めに、患者が自分の話したいことをすべて話し終えるまで、遮《さえぎ》らずに話を聴いた医師は、全体のわずか23％でした。面接の初めに、できるだけ患者の話を遮らずに聴くということは、今では、学生の医療面接実習でも強調されて教えられていることです。

「問診」から「医療面接」へと呼び方が変わった

従来は、医師が患者から話を聴くことを「問診」とか「病歴聴取」と呼んでいました。「病歴」というのは、患者の「病気に関する歴史」、つまり症状に関する時系列の情報のことで、これを聴き取ることを意味しています。これらの言葉からはいずれも、医師主導で患者から一方的に情報を引き出すようなイメージしか浮かびません。

「医療面接（Medical Interview）」という言葉は、患者の言葉に耳を傾《かたむ》け、良好な関係を目指す「双方向の対話」を意味します。というのも、医療面接は、単に患者から医学的な情報を引き出す場ではなく、患者の病《やま》いの物語（ナラティブ）に耳を傾け、お互いに言語と非言語のコミュニケーションを交《か》わし合う双方向のやりとりの場と考えられるようになったからです。また、医療面接のもう一つの大きな目的に、「良好な患者―医師関係の構築」というものがあります。「医療面接」は、病気に関する情報をやりとりするだけでの場ではなく、お互いに信頼関係やパートナーシップをつくり上げていくための重要な場となるのです。

2000年代に入り、医学教育に大きな改革の波が訪れました。コミュニケーション教育が本格的に導入されたのです。「医療面接」の実習が、医学生が臨床実習に入る前の段階で行われるようになりました。また、OSCE（Objective Structured Clinical Examination：客観的臨床能力試験）という実技試験が導入され、この試験で、医療面接の能力が一定のレベルに達しないと、実際の患者に触れる実習には入れないと認識されるようになりました。「コミュニケーション能力」が、実質的に教育され評価される時代になったのです。このような動きは、医学部の教育だけではなく、歯学教育や薬学教育など、広く医療者教育の世界に浸透《しんとう》しつつあります。

「模擬患者」が果たす役割

私が大学で主に従事している教育が、まさに、医療面接実習などのコミュニケーション教育です。ここでは「模擬《もぎ》患者（SP: Simulated Patient）」という存在が大きな役割を果たしています。模擬患者は、医療面接実習などで、本物の患者さながら、患者の演技をするように訓練された人たちです。その歴史は長く、1960年代にアメリカで模擬患者の活用が始まり、1975年に初めて日本に紹介されます。1988年に川崎医科大学でわが国第一号の模擬患者が養成され、2005年から全国の医学部でOSCEが本格導入されるようになりました。私自身も、東京大学と東京医科歯科大学の合同で設立した「模擬患者つつじの会」の運営に携《たずさ》わっており、模擬患者の養成を行っています。

模擬患者は、学生のコミュニケーション教育において大きな役割を果たしています。医療面接実習において、学生は８〜10分ほどの模擬面接を行います。終わった後に、模擬患者は学生に対して「フィードバック」を行います。患者の視点から、コミュニケーションにおいて良かった点、改善が望まれる点を学生に伝えるのです。教員からも改善点などを伝えますが、患者目線からのフィードバックには、教員目線ではわからない、患者として感じた気持ちや印象が含まれます。こうした「患者の視点」が教育的に学習者に伝えられる機会は医学教育の中でも非常に少なく、模擬患者が果たしている役割は大変大きいと言えるでしょう。

今では、模擬患者の活躍の場は大いに広がり、医学部４年生の臨床実習前ＯＳＣＥに加え、卒業時のＯＳＣＥ、研修医のコミュニケーション教育における実習、一部の専門医試験でのＯＳＣＥなどで活躍しています。今後、医師のコミュニケーション教育を充実化させていく上で、模擬患者の重要性はさらに増していき、役割も多様化していくことと思います。

「雑談力」と「ユーモア」を養う

医師に「雑談力」は必要か？

医師にとって「雑談力」や「ユーモア」は必要なものでしょうか。医学教育の中で、こうしたテーマが真正面から取り上げられることは少なく、学生にはほとんど教えられていないというのが現状です。実際には、患者さんとのコミュニケーションが抜群《ばつぐん》に上手な先生たちを見ていると、雑談力が高く、ユーモアや人間性に溢《あふ》れている人が多いと感じます。

例えば、次のような診察場面を見てみましょう。医師は患者の腹部《ふくぶ》を診察しながら話をしています。

医師：こちらに横になってお腹を見せてください。お家では、今の時期何してますか？
患者：ああ、毎日農作業やってますが。
医師：はい。今は農作業って何ですか？
患者：今はね、タバコの間引きやってるんです。
医師：いつものところは痛くなったりしませんか。

患者：なりません。
医師：はい。ぴりぴりもしない？　こういうとこ、この辺。
患者：しないです。
医師：自分でも、おれは元気だ、と思ってない？　思ってるよね。
患者：ハッハハハ。
医師：これはたいしたもんだ。大正生まれでね、これだけ元気だったらいいよ。うん、そうか、タバコをやってんだもん。
患者：はい。
医師：大変だね、タバコも。
患者：そうだね。
医師：あと、こないだの検査の結果も、あのう、だいぶよかったようなので、お薬を同じに出しますから。

医師は患者のお腹を触《さわ》りながら、極《きわ》めて自然な流れで雑談をしています。農作業のこと、タバコのことなど、どれも患者の生活に関することであり、病気に関連することの周辺をめぐっています。また「おれは元気だ、と思ってない？」という一言で、患者の笑いを誘っています。雑談が自然にユーモアにもつながり、腹部を触られるという緊張しやすい場面で、患者の緊張をほぐし、お腹に力が入らないようにしているのでしょう。雑談を、コミュニケーションの潤滑油《じゅんかつゆ》として用いるのみならず、腹部診察を容易にするという高等テクニックです。

このように、医師の「雑談」というのは無駄話ではなく、コミュニケーションを円滑《えんかつ》にするものとして使われているのです。

雑談は「親近感」を増すための方略

意味のある雑談は、一見たわいもない話をしているようで、患者の日常生活に関する情報を収集して、発病につながる重要な手掛《てが》かりを探《さぐ》ったりします。そうした患者の心理的・社会的側面も考慮し、患者一人ひとりの全体的な状態や環境を把握した上で、患者に適した治療提案をする医療は、全人的医療につながるでしょう。また、雑談は、患者をリラックスさせる効果や、患者との心理的距離、すなわち「親近感」を増す効果もあります。

患者と医師のコミュニケーションの社会言語学的な研究に「医療ポライトネス・ストラテジー」という理論があります。「ポライトネス・ストラテジー」とは、「調和のとれた人間関係を築き、維持するために使う、相手に配慮《はいりょ》したコミュニケーション方略」のことです。つまり、相手との心理的距離を縮《ちぢ》めつつも、礼儀正しい適切な距離を保つための方法論であり、私たちが日常生活のコミュニケーションにおいて、無意識に用《もち》いているものです。患者と医師のコミュニケーションの場合には、「医療ポライトネス・ストラテジー」と呼ばれます。

① 過剰な敬語の使用を控えて、患者との心理的距離を近づけるように話す
② 患者の興味・望み・欲求・利益に注目し、耳を傾ける
③ 患者に対する関心・賛同・共感を強調する
④ 患者への関心を増大する
⑤ 仲間内アイデンティティ・マーカーを使う
⑥ 患者と医療者の同意点を探る
⑦ 不一致を避ける
⑧ 協力関係を提案する
⑨ 患者の緊張を和らげ、前向きにするユーモアを交える．患者がジョークを言ったらそれに応じる
⑩ 患者の要求に対して自分の知る限りを明言する、または、推定する
⑪ 提案する、約束する
⑫ 楽観的に言う
⑬ 患者を医療チームの一員に加える
⑭ 訳を言う機会を与える、理由を尋ねる
⑮ 患者と医師の相互利益を想定する、または主張する
⑯ 患者に有益な情報（パンフレット、Take Home Message、相談窓口や HP の情報など）を与える

医療ポライトネス・ストラテジーの「親近方略」

雑談をすることは、このポライトネス・ストラテジーでは、相手との心理的距離を近づけるような「親近方略」として用いられます。医師が用いる「親近方略」には、①過剰《かじょう》な敬語の使用を控えて、患者との心理的距離を近づけるように話す、②患者の興味・望み・欲求・利益に注目し、耳を傾ける、③患者に対する関心・賛同・共感を強調する、④患者への関心を増大するなど、16の方略が挙げられています。つまり、雑談には、患者との心理的距離を近づけつつ、相手の心理・社会的側面をより深く把握し、協力関係を築《きず》きながら全人的医療を行うための素地《そじ》をつくるという効果があるのです。

「ユーモア」はコミュニケーションの究極の潤滑油

ポライトネス・ストラテジー理論の「親近

方略」には、雑談と深く関係するもう一つの重要な方略が挙げられています。それは「ユーモア」です。

先ほどの患者と医師の対話では、医師の「自分でも、おれは元気だ、と思ってない？　思ってるよね」という一言で、患者との間に笑いが生まれました。このように雑談が自然な流れになると、ユーモアや笑いも生まれます。「ユーモア」というのは、コミュニケーションの究極の潤滑油と言えるでしょう。

患者は医療機関に、大きな心配や不安を抱《かか》えてやってきます。そうした不安に対処するためには、まずは相手の気持ちを理解する「共感」が重要ですが、そこに自然な形でユーモアや笑いが起きると、患者の気持ちが前向きになったり、ポジティブな方向へ向かったりすることがあるのです。

ユーモアとは「にもかかわらず笑うこと」

上智大学名誉教授で「死生学」の教育で有名なアルフォンス・デーケン（Alfons Deeken）は、「ユーモアとは、にもかかわらず笑うこと」と述べています。そして、死を間近にした終末期のケアにも「ユーモア」が必要だと言います。死を目前にした人になぜユーモアが必要なのか、そのような状況にユーモアなんて不謹慎《ふきんしん》だと言う方もいるかもしれません。しかしながら、終末期におけるユーモアとは、「死」という究極の「不安」を和《やわ》らげるための処方箋《しょほうせん》になるのではないでしょうか。そこで生まれる「笑い」は、人間性を回復させるような効果を生むのだと思います。

私の義理の母が膵臓《すいぞう》がんで亡くなる数日前のことです。少し前に病院から退院した後、私の家で在宅の終末期ケアを行っていました。そのとき、義母は寝たきりの状態で、意識ももうろうとしており、残された時間も長くないことが予想されました。そんな義母が、突然「タバコが吸いたい」と言い、介護ベッドから降りようとし始めたのです。義母が突然ものすごい体力を発揮して玄関まで歩き始めたため、妻と私は付き添いつつも、思わず笑いがこぼれました。それまで寝たきりの病人だったのに、「タバコを吸う」という一事にかけて、火事場の馬鹿力を発揮して歩き出したのが、何とも可笑《おか》しかったからです。玄関の外で「あ〜、おいしい」と言ってタバコを吸う義母を見守りながら、妻は涙を浮かべながら笑っていました。

終末期という厳しい状況の中でも、笑顔が生まれることがあります。厳しい状況だからこそ、そこで生まれた可笑しさや笑いは、何ものにも代《か》えがたい感動や癒《いや》しにつながります。これこそ、まさにデーケンの言う「にもかかわらず笑うこと」なのだと思います。

患者が経験する「不確かさ」を理解する

「不確かさ」とは？

近年、医療や看護の研究分野で「不確かさ」あるいは「不確実性」という概念が注目されています。医療は、病気の進行を確実には予測できないという「不確かさ」を常にはらんでいます。また、患者の視点から見ると、病気の全体像が把握できない、どのような治療法を選んでいいかわからないなど、患者が感じる「不確かさ」が存在します。医療者が、こうした患者が経験する「不確かさ」を理解し、より良い治療選択につなげるためには、どうしたら良いのでしょうか。

患者視点の「不確かさ」に関する研究から

患者が経験する「不確かさ」の概念にはさまざまな定義がありますが、看護学研究者のMerle H. Mishelは、不確かさを「病気に関連しておこる出来事に明確な意味を見いだせない状態である」と定義しています。

患者が経験する病気の「不確かさ」には、①病状に関する曖昧《あいまい》さ、②治療やケアシステムの複雑性、③病気の診断や重症度に関する情報不足・情報過多、④病気の経過や予後の予測不可能性、などがあると言われています。

「病状に関する曖昧さ」とは、患者自身が、自分の身体に起こっている症状の変化に確信が持てない状態などを指しています。自分の身体のことは自分が一番わかるのではないかと思うかもしれませんが、例えば血便があっても確実に便の異常であるという自覚が持てないとか、自分では症状が軽快していると思っても血糖値は悪化しているといった場合です。

「治療やケアシステムの複雑性」とは、治療の選択肢や医療制度の複雑さが生む問題です。例えば、乳がんの治療には、手術、放射線治療、薬物療法があります。さらに、薬物療法には、ホルモン療法、化学療法、分子標的治療などさまざまなものがあります。また、その組み合わせになると数多くの選択肢が生まれ、また利用すべき医療サービスや制度も多岐にわたるため、その選択や利用はとても難しいものになります。

「病気の診断や重症度に関する情報不足・情報過多」とは、そもそも医療者の説明不足のために十分な情報が得られていないという場合もありますが、多くは、情報を適切に解釈できない、未知の経験に対する不安や戸惑《とまど》いのために状況について判断できない、という場合が多いと思います。例えば、がんの告知をされ、重症度などについて詳しく説明されたとしても、関連する知識（ステージ分類など）が足りないと適切に解釈できないという場合があるでしょう。また、自分でネットなどで検索し、入手した情報が多すぎると、どう判断したらよいかわからないという状態に陥《おちい》ります。

「病気の経過や予後の予測不可能性」とは、同じ治療薬でも反応に個別差があるため、治療効果をはっきりと保証されない曖昧さや、治療してもどのくらい良くなるのか、病状がどうなるのかの予測が不明確である状態などを指しています。医療に伴う「客観的な」不確かさや予測不可能性を伝えられることで、患者の視点としては、不安が続き、もやもやした心理状態が継続するという、「主観的な」不確かさをも経験していると言えるでしょう。

患者の「主体的選択」が不確かさを減らす

患者を取りまく治療の選択肢が、代替医療も含めて多様化しており、それが、患者が経験する「不確かさ」と関係しているという見方もあります。医療人類学者の牛山美穂《うしやまみほ》氏は、アトピー性皮膚炎患者の事例から、そうした現状について考察しています。

アトピー性皮膚炎の治療にとって特徴的なことは、ステロイド外用薬の副作用について、偏《かたよ》った情報に基づいた嫌悪《けんお》感や忌避《きひ》感がいまだに存在し、ステロイドを使いたくない患者を取り囲むように、「アトピービジネス」と言われる数多くの代替療法や商品が存在していることです。ステロイド外用薬は短期的に使用する分には非常に優れた薬ですが、長期間使用すると副作用が出現することがあります。アトピー性皮膚炎は完全に治す治療法がいまだ存在せず、長期間付き合っていかなければならない病気であるため、そうした状況が発生しやすいとも言えます。

そうした中で、アトピー性皮膚炎の患者さんたちは、何を根拠にどのような治療を選んだら良いのか判断するのが難しいという「不確かさ」を抱えることになります。また、治療薬だけではなく、何を食べたらよいのか、食べたらいけないのか、日常をどう過ごすべきなのかも不確実な状態で生きています。ある40代女性のアトピー患者はこう語っています。

「健康な人って、お酒を飲んだり、不規則な生活をしたり、どれだけ焼肉だのお菓子だの食べたって、平気じゃないですか、肌がきれいで。なんで自分だけこんなにお金はかかるし、好きなものを我慢して食べられなくて、節制《せっせい》しろ節制しろといわれて、すごい我慢する生活を強いられているのに、一向《いっこう》に良くならないし、ささやかな楽しみでさえ奪われて、私の人生ってなんでこんなにつまらない人生なの、全然楽しくないとか思って。それがなんかやはりストレスなんですね」

そんな「不確かさ」が存在する状況で、患者を前向きにさせるきっかけとなるのが、「主体的選択」であると牛山氏は述べています。ある30代男性は、民間療法も含めてさまざまな治療法を試し、「トライアル・アンド・エラー」を繰《く》り返しながらも、主体的に治療を選択していき、自分の身体にとって効果があると感じたものを取り入れるようにしたところ、少しずつ自分の身体が良くなっていったと言います。

「整体にしてもいいと思ったけど、実は悪かった。そういうのが結構あって、それを全部自分自身で確かめながら、自分にとってほんとにいいものは何なのかというのを探していって。今は、やっていた過程というのがほんとに自分の身となってうまくいい方向に向かっているなというのが、今の状況ですね」

つまり、患者はさまざまな選択肢があるような「不確かさ」の中で葛藤しているものの、自らの主体的選択によって、少しでも「不確かさ」を減らしていくような努力をしているのです。患者は、医師から提示される限られた選択肢の中だけで考えているような、受動的な存在ではないということです。

患者の抱える「不確かさ」をどう受け止めるか

こうした患者の抱える「不確かさ」をも考慮するような医療者のアプローチとして、いくつかのモデルが提唱《ていしょう》されています。第1章でご紹介したスチュワートの「患者中心の医療の方法」もその一つです。その基本をなすのは、患者の「物語（ナラティブ）」に耳を傾け、患者が病気に関してどのような「不確かさ」を抱えているのかを理解することでしょう。それが、「不確かさ」を少しでも減らせるような共通のゴールに向けて、患者と医療者がともに歩んでいくための第一歩となります。

この視点を医学教育に導入するためには、患者の抱える「不確かさ」を感じることができるような教育が必要でしょう。しかし、自分ではない「他者」の経験を自分のことのように感じること、つまり「共感」を学ぶことは簡単ではありません。こうした「患者視点」を感じる「共感」の教育には、どんな可能性があるのか、次節でさらに深めたいと思います。

「共感」を育む医学教育

「赤ひげ」のまなざし

江戸中期の小石川養生所を舞台にした黒澤明《くろさわあきら》監督の映画『赤ひげ』（１９６５年）は、私が最も好きな映画の一つです。この映画では、貧しい人々に献身《けんしん》的に尽くす医師「赤ひげ」のもとで修業し、医師として成長していく青年医師の姿が描かれています。その中で、印象的な場面があります。

それは、ある遊郭《ゆうかく》から養生所に引き取られてきた少女が高熱を出し、赤ひげが薬を飲ませようとするシーンです。

赤ひげが匙《さじ》を口元に運ぶと、少女はピシャリとその手をはねのけます。「うん」と言って、ま

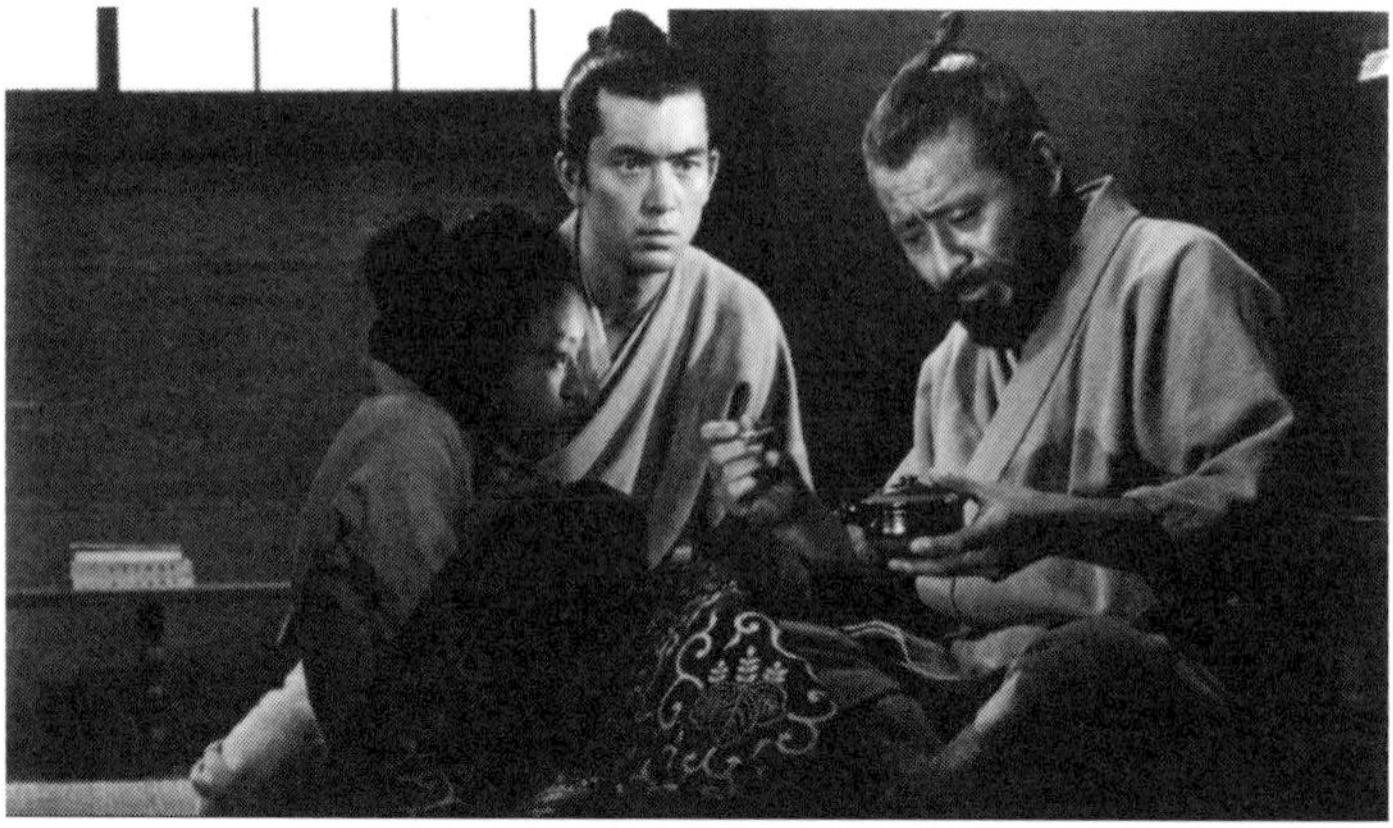

映画『赤ひげ』のワンシーンより

た匙を口に運ぶ赤ひげ。再び、少女ははねのけます。赤ひげは嫌な顔ひとつせず、むしろ笑顔になって「あーん」と言いながら、再び匙を運びますが、またはねのけられます。このやりとりが延々と続くうち、決して怒る様子のない赤ひげの優しさに、少女の態度は徐々に変化していきます。そしてついに、少女は赤ひげの匙を受け入れるのです。

赤ひげは、なぜ少女に対して優しく接し続けることができたのでしょうか。彼は、少女が遊郭で虐待《ぎゃくたい》されていたことを察していたのでしょう。大人たちに酷《ひど》い扱いを受けてきた少女の過去を想像し、他人に対して拒絶するような態度をとるのも無理はないだろうと、「共感」に溢れた態度で接していたのです。

「共感」と「同情」の違い

最近、医学教育において「共感（Empathy）」の重要性が増してきています。医学教育の国際学会に出席すると「共感」の教育に関する研究発表が多くあり、年々増えてきている印象です。こうしたヒューマニティの教育が世界的に注目を集めている証拠だと思います。

Empathy という英語は、もともとドイツ語の「Einfühlung」が英訳された単語であり、もともと英語にはない概念だったようです。記録に残っている一番古い「Empathy（Einfühlung）」の説明は１８９７年のドイツの心理学者のテオドール・リップス（Theodor Lipps）によるもので、「サーカスの綱渡《つなわた》りがロープの上を歩くのを見るとき、あたかも自分が彼（綱渡りしている人）の中にいるように感じること」というユニークな説明がなされています。「共感」には「感情を共有する」あるいは「視点を共有する」ということが本質にあるようです。

「共感」の定義としては「他者の気持ちを『入り込んでしまう』ことなく理解する行動または能力」などと説明されています。「共感」では相手の気持ちを「理解する」という認知的側面に力点が置かれているのに対し、似た概念である「同情（Sympathy）」は、相手の気持ちと同じように「感じる」という感情的側面に力点が置かれています。

なぜ、この二つを区別するのかというと、医療現場では患者さんに対する「同情」が強すぎると、感情的疲弊《ひへい》や、燃《も》え尽《つ》き症候群に陥りやすいとされているからです。相手の気持ちに「入り込んでしまう」ことなく、相手の痛みや不安を理解し、その理解を患者と分かち合い意思疎通《いしそつう》できる能力が「共感」とされています。この「共感」の向上が、医療者自身の成長や、患者の望ましい治療効果にもつながるとされているため、医学教育においても注目されてきているのです。

アメリカの医学部では高学年で共感が低下する

医学生や研修医における「共感」を測定し、さまざまな角度から分析する研究が世界的に活発になってきています。医学教育において最も使われている「共感」の測定ツールは、アメリカで開発された「ジェファーソン共感尺度」というもので、20項目からなる質問紙に、学生や研修医に自ら回答してもらい「共感スコア」を出すものです。この質問項目には、「私はユーモアのセンスがあり、それはより良い臨床的結果をもたらすと考える」や「より良いケアを提供するために、私は患者と同じように考えるよう努めている」などといった質問が並んでいます。この「ジェファーソン共感尺度」は、40ヵ国以上の言語に翻訳され、日本語版も開発されています。

アメリカでは驚いたことに、医学教育の後半である3年生と4年生（アメリカの医学部は4年制）で、この「共感スコア」が低下するという事実が報告されています。２００９年に発表されたこの研究論文のタイトルは、「3年生に悪魔が潜《ひそ》む：医学教育における共感の腐食の縦断的研究（The devil is in the third year: a longitudinal study of erosion of empathy in medical school)」というユニークなものです。アメリカでは医学部の3年生から、日本における研修医レベルの仕事を任され、プレッシャーの中で多くのことを学ばなければならないという現状があります。つまり、目の前の仕事に追われ「患者に共感している気持ちの余裕がない」という状態になっていると考えられるのです。

日本においてはどうでしょうか。岡山大学の医学生を対象にした研究では、米国のような高学年における共感スコアの低下は認めず、むしろ医学部の６年間を通じて徐々に共感スコアが向上していくという結果が認められました。しかしながら、日本の医学教育における「共感」の研究はまだ少なく、今後の研究の発展が期待されます。

「共感力」が高い医師に診てもらうと……

「共感」が高い医師に診てもらっている患者には、さまざまなメリットがあるという研究結果が報告されています。

アメリカのトマスジェファーソン大学とその関連施設で８９１人の糖尿病患者を対象に行われた研究では、主治医の共感スコアが高いほど、患者の平均血糖値（HbA1c値）が低いという結果でした。具体的には、良好なコントロールと考えられるHbA1c値が7％未満の患者が、共感スコアが高い主治医のグループでは56％だったのに対し、共感スコアが低い主治医のグループでは40％でした。またその他にも、主治医の共感スコアが高いほど、患者のコンプライアンス（飲み忘れなく処方薬を内服すること）が良いという結果や、患者の主治医に対する満足度が高いなどという結果が出ています。医師の「共感力」が高いと、患者は医師を信頼し、良好な関係性が構築されるため、患者側にも大きな恩恵があると考えられるのです。

「共感」をどう教えるか

現状の医学教育では、「共感」は医療面接実習など、模擬患者を相手にしたコミュニケーション教育の場面において、部分的に指導される程度です。その内容は、学生が模擬患者に「それは大変ですね」とか「それはお辛いですね」という言葉がけをするかどうかという表面的なものにとどまっており、これだけでは明らかに不十分です。

「共感」を育《はぐく》む教育としては、患者の視点や気持ちを想像できるものや、追体験できるようなさまざまな手法を用いることが提案されています。例えば、ロールプレイ、ビデオレビュー（患者面接を録画し振り返る手法）、患者の付き添い（シャドウイング）、文学やアートを使った手法、演劇を使った手法などです。

東京大学では、学生の「共感」を育むために、患者が自らの闘病《とうびょう》体験などを語り、学生に聴いてもらう授業を実施しています。話し手は、そうした語りができるように訓練された「患者スピーカー」という方で、専門団体（NPO法人 患者スピーカーバンク）から派遣されています。医学部4年生を対象に行っているこの「患者のナラティブを聴く」授業は、学生にも好評で、臨床医学を学び始める時期に実施することで、学生たちのプロフェッショナリズム（医師としての責任感や態度）を涵養《かんよう》することにもつながっていると感じています。

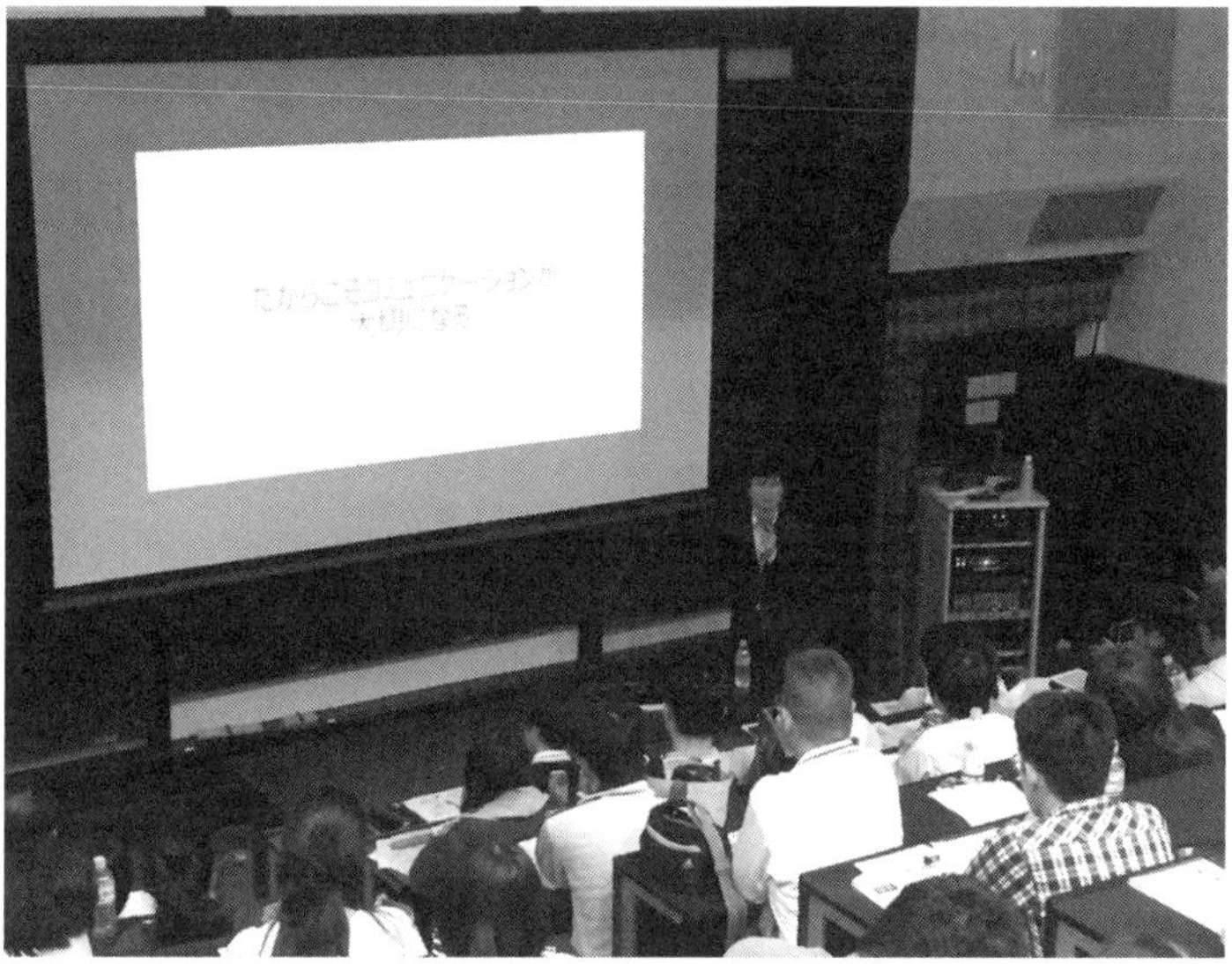

東京大学医学部４年生を対象にした「患者スピーカー」による授業

映画や演劇を使った医学教育

芸術を使って医療者教育を

映画や演劇など芸術的手法を使った教育が、医学教育の世界でも徐々に行われるようになってきています。従来、こうした芸術的手法は、学校教育や社会人教育などで活用されてきましたが、１９９０年代以降、医療者の教育においても「シネメデュケーション（Cinemeducation）」と呼ばれる映画を使った教育などが報告されるようになりました。

こうした芸術作品には、健康、病気、生命倫理、身体など医療に関するテーマを扱ったものも多く、鋭《するど》い問題提起がなされたりしています。特に、映画や演劇は「臨場感《りんじょうかん》」があり、感情に訴《うった》えかける力があるため、医療に関する難しいテーマについても、学習者に深く考えさせたり、疑似体験をさせたり、ディスカッションを刺激したりする効果があります。

「赤ひげ」のワンシーンから

「赤ひげ」と言えば、黒澤明《くろさわあきら》監督の映画が有名ですが、NHKで1972~1973年に放送された倉本聰《くらもとそう》脚本のテレビドラマがありました。このドラマ「赤ひげ」のワンシーンを実際に見てみましょう。

ある日の深夜、子どもがひきつけを起こしたので往診してほしいと養生所の門を叩《たた》く男がいました。当直だった保本は「一昨日から寝ずに働いていて疲れているので、明日の朝行く」と追い返してしまいます。その翌朝のことです。

朝、養生所の部屋に赤ひげと弟子たちが集まっている。そこへ保本が入ってくる。
保本「おはようございます」
赤ひげ「お前、昨日の夜中、辰巳裏のさだという男が往診を頼みに来たのを断ったか?」
保本「……はい」

赤ひげ「どういう理由で？」
保本「特に理由は……。ただ」
赤ひげ「何？」
保本「ここのところの疲れで先生はよくお休みでしたし」
赤ひげ「自分が行くのがおっくうだったら、なぜ俺を起こさん？　独断で断る？」
保本「すみません。……先生、何かあの患者が……」
赤ひげ「今朝行ってきた。さだの子は死んだよ。六つの男の子だ。手遅れだ」
保本「……」
（中略）
赤ひげ「保本、お前は昨夜、さだに言ったそうだな。医者も人間だ、少しは寝かせろと。要するにお前は、昨夜ただ眠たかった。疲れ果て、眠く、出かけたくなかった。怠《なま》けて寝たかった、それだけのことさ。そのことに偉《えら》そうな理屈をつけるな。俺の身を案じたとか、疲れて患者を診るのがいかんとか、やれ医者だって人間だとか」
保本「医者だって人間じゃないんですか？」
赤ひげ「ない！」

ここでは強烈な赤ひげの信念が描かれています。つまり、医師というものは高い水準のプロフエッショナリズムを持っていなければならず、患者の命を守るということにおいては、通常の人間であってはならない、という信念です。これに対して、保本は反発します。保本は長崎で西洋医学を修《おさ》めてきたエリート医師でした。赤ひげの頑固《がんこ》なまでの経験に裏打ちされた信念に対し、新しい理屈や理論で対抗しようとします。

このシーンは、医師の「プロフェッショナリズム」とは何かを考えるきっかけになります。例えば、こうした映画の中のワンシーンを学生や研修医に観せた後に、「はたして、現代の医師は赤ひげになれるのか？」といったような問いを投げかけ、ディスカッションをしてみるのも良いでしょう。

シネメデュケーションの実際

こうした映画を使った医学教育は、「シネメデュケーション」と呼ばれています。Cinema（映画）とMedical（医学）とEducation（教育）からつくられた造語で、１９９４年にアメリカの心理学者マシュー・アレキサンダー（Matthew Alexander）によって提唱されました。

シネメデュケーションのやり方にはさまざまなものがありますが、提唱者のアレキサンダーは、小グループの議論を刺激する方法として映画全体または映画のクリップ（短いシーン）を使用しています。ディスカッションの際に「何を観たか」「何を聴いたか」「何を感じたか」「何を考えたか」「この映画はあなたの将来の診療にどのようなインパクトを与えると思うか」などの質問を用いることもあると言います。別の方法として、１回目は無音でクリップを観てもらい、２回目に音声付で観てもらうというやり方があります。この方法は非言語コミュニケーションに注意を向けさせる効果があります。また、ロールプレイと併用する方法もあります。患者と医師のコミュニケーション場面、病いに苦悩する人とその家族が登場する場面などを扱ったクリップを観て、それと同様の設定で学習者にロールプレイを演じてもらい、振り返りを行う、などのやり方ができます。

家庭医の葛西《かっさい》龍樹《りゅうき》氏が提唱する方法は、まず観せたい映画クリップについて、指導者の方で「病気の衝撃」、「家族の死」、「老い」、「障害の受容と共感」などテーマを想定します。その後、テーマを言わずに学習者にクリップを観せます。そして、映画について自由にディスカッションをさせた後に、学習者にクリップのタイトルを考えさせるという手法を用いています。

シネメデュケーションを行う利点として、次のようなものが挙げられています。①注意を引きやすい、②さまざまな人生・生き方を認識する（価値観を広げる）、③医師の人間的な側面に訴える、④強力なイメージを用いて記憶づける、⑤価値のある議論を始めるのに時間効率がよい、⑥指導医にも学習者にも感情的に訴える経験、⑦人生を探索する窓口となる、などです。

私も東京大学の授業で、シネメデュケーションを導入しています。今まで使ったことがある映画は、『生きる』（黒澤明監督、１９５２年）、『海と毒薬』（熊井《くまい》啓《けい》監督、１９８６年）、『殯《もがり》の森』（河瀬《かわせ》直美《なおみ》監督、２００７年）、『おくりびと』（滝田《たきた》洋二郎《ようじろう》監督、２００８年）、『ディア・ドクター』（西川美和《にしかわみわ》監督、２００９年）、『湯を沸《わ》かすほどの熱い愛』（中野量太《なかのりょうた》監督、２０１６年）などです。いずれも、病気を抱える患者の視点や、医師としての葛藤、家族との交流、老いることの意味、などのテーマが、臨場感に溢れ、かつ繊細に表現されており、観る者を短時間で映画の世界観に引き込む力を持っています。学生のアンケートなどを読んでも、映画を観るという体験とディスカッションが、彼らに強い印象を残していることがうかがえます。

ちなみに、医学教育としてシネメデュケーションを使う際に参考になるサイトに、日本医学教育学会の「生命医療倫理教育に有用な映画作品リスト」があります（http://jsme.umin.ac.jp/com/pro/jmse_recommend_movies.html）。「病状告知」「終末期医療」「生殖医療」「公衆衛生と差別・人権」「精神医学および性に関わる問題」「医のプロフェッショナリズム」など、テーマごとにおすすめの作品リストが挙げられています。

演劇を使った医療者教育「糖尿病劇場」

演劇を使った医療者教育もさまざまなものが行われていますが、代表的なものとして「糖尿病劇場」があります。総合診療医の岡崎研太郎氏らが２００９年から始めた取り組みで、糖尿病患者の診療場面で、医療者が頻繁《ひんぱん》にやっている患者とのコミュニケーションを劇として演じます。特徴的なのは、患者と医療者の「すれ違い」が描かれ、そこに生じる患者の葛藤を、「黒子が医療者や患者の思いを言語化する」という方法で、聴衆にも気づかせる点です。劇の内容は、例えば次のようなものです。

患者ほたると浪花医師の面談の場面：
浪花医師「やはり血糖値が高いですね。そろそろインスリン治療にしないといけないですよ」
ほたる「学校の行事なんかが続いたんですよ。もうちょっと待ってください」
浪花医師「もう2年も待ったんですよ」
ほたる「ええ、でも運動もしますから、食事も守りますから。いつもの飲み薬にしてください」
ほたるの心の声を代弁する黒子「(今日の先生は勢いがあるわ。早めに切り上げて帰ろう)」
浪花医師「仕方ないですね。では今日はいつもの薬を出して置きます。また1ヵ月後に来てくださいね」

役者としては、実際に糖尿病診療に関わっている医療者たちが演じたりしています。参加者(聴衆)は、劇を観た後、その場面を振り返りながらディスカッションします。特に普段、診療を行っている医療者の教育には有効であり、「自分もつい患者にあんなふうに言っている」「自分が患者だったら、あの言われ方は嫌だ」など、深い気づきがあるようです。

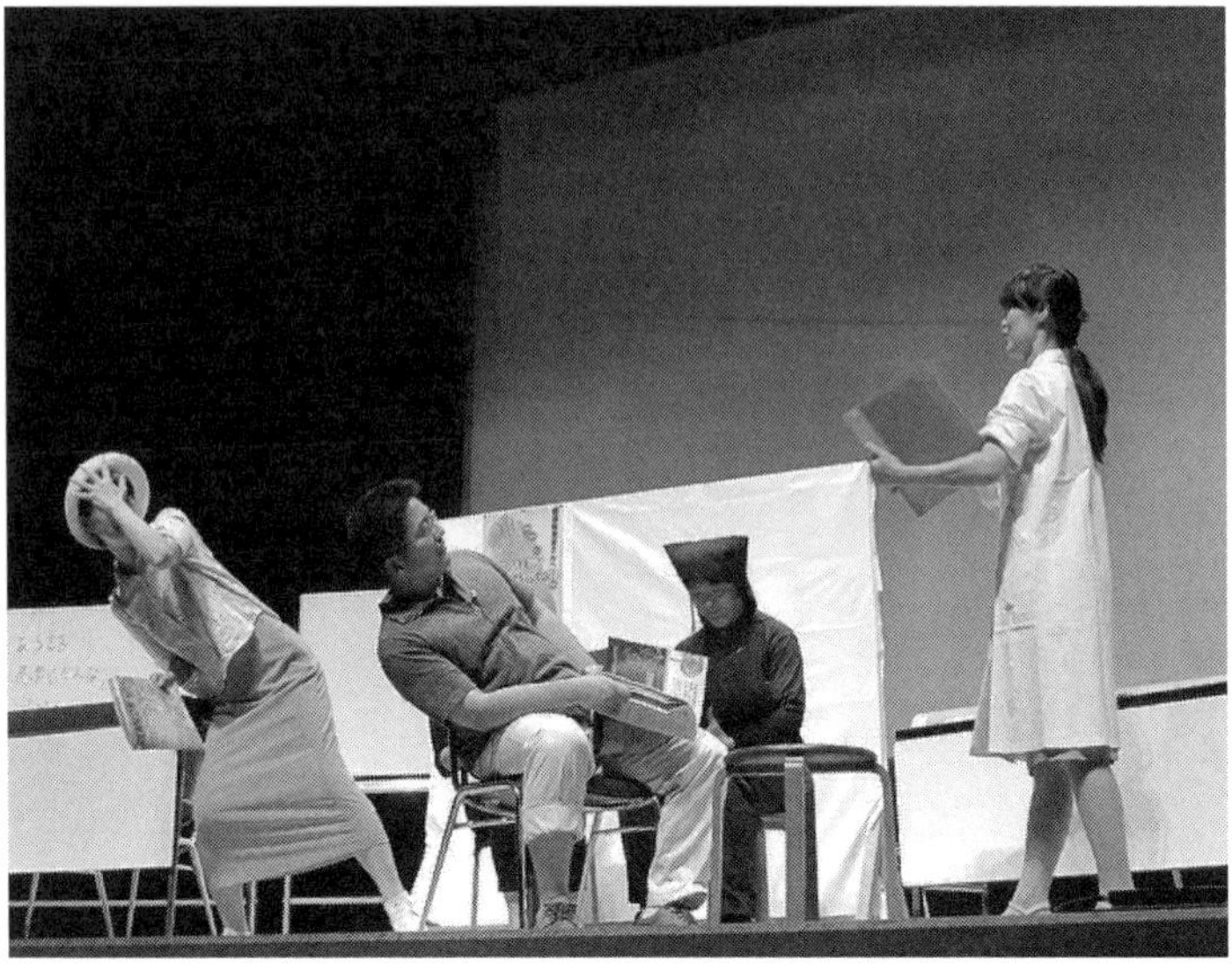

糖尿病劇場の一幕（岡崎研太郎氏提供）

芸術の持つ「人間形成機能」

映画文化に関して、映画批評家のアンドレ・バザン（André Bazin）は、「映画文化というものは、単に、質の高い作品をより よく見分けたり、映画をより豊かに楽しんだりするためにだけあるのではない。（中略）それ（映画）は一つの生活様式、一つの道徳観が染《し》みわたった表現であり、一つの政治体制や一つの文明の価値観のいとも巧《たく》みな確証なのである」と述べています。

優れた文学、映画、演劇といった芸術は文化や私たちの日常生活における「課題」を明確化する働きがあり、それを観るものの内側にも認識として取り込ませ、再吟味《ぎんみ》させる作用があります。映画や演劇を教材として用いることによって、豊かな「人間形成機能」を期待することができると言えるでしょう。医学教育においては、良き医療者を育むための教材として、映画や演劇をさらに活用していくことが期待されます。

医師のプロフェッショナリズムとは

古くて新しい問題

近年、医学教育において「プロフェッショナリズム」の教育が強調されるようになってきました。簡単に言うと「専門職としての医師のあり方」とでも言うべきものですが、古くて新しい問題です。江戸後期に適々斎塾を開いた緒方洪庵が「医者がこの世に存在しているのは、ひとえに人のためであり、自分自身のためではない」と後進を律《りっ》したのも、プロフェッショナリズムの教育であったと言えるでしょう。また、近代医学の父と呼ばれたウィリアム・オスラーは「医療はアートであり、取引ではない、使命であって商売ではない。その使命を全《まっと》うする中で、あなたはその心を頭と同じくらい使うことになる」と医師の使命について述べています。

「プロフェッショナリズム」という視点から考えると、医師という仕事が有する「社会に対する責任」という側面にも光が当たります。日本においては、１９９０年代よりいくつかの薬害事件や医療事故の報道が急増したこともあり、社会の医療に対する意識が大きく変わりました。それは医療訴訟《そしょう》の増加などの側面を生み出しましたが、医療者教育においては、プロフェッショナリズムや医療安全の教育が重点化されるという流れにもつながりました。

「プロフェッショナリズム」の定義

プロフェッショナリズムは、「プロフェッション（Profession）」つまり「専門職」という言葉からきています。「Profess」の意味は、もともと「（神に対して信仰を）告白・宣言する」という意味で、中世ヨーロッパにおいては聖職者、法曹家、医師の三職種のみに使われていました。19世紀になり、「プロフェッショナリズム（Professionalism）」という言葉が、専門職集団および個々の専門職としてのあり方という意味で使われ始めます。

１９５０年代より「プロフェッション（専門職）」とは何かということについて議論が進み、①社会的サービスを提供する、②専門的技術を有する、③専門職の組織化が図られている、④倫理綱領を有する、⑤自律性が認められる、といった定義がなされるようになりました。

医療専門職における「プロフェッショナリズム」は１９９０年代より世界的に議論されるようになり、その定義はさまざまなものが提唱されています。代表的な定義は２００６年のミシガン大学の医師デヴィッド・スターン（David T. Stern）らによるもので、医師のプロフェッショナリズムとは「診療上の臨床能力、コミュニケーション・スキル、倫理的理解および法的理解の基

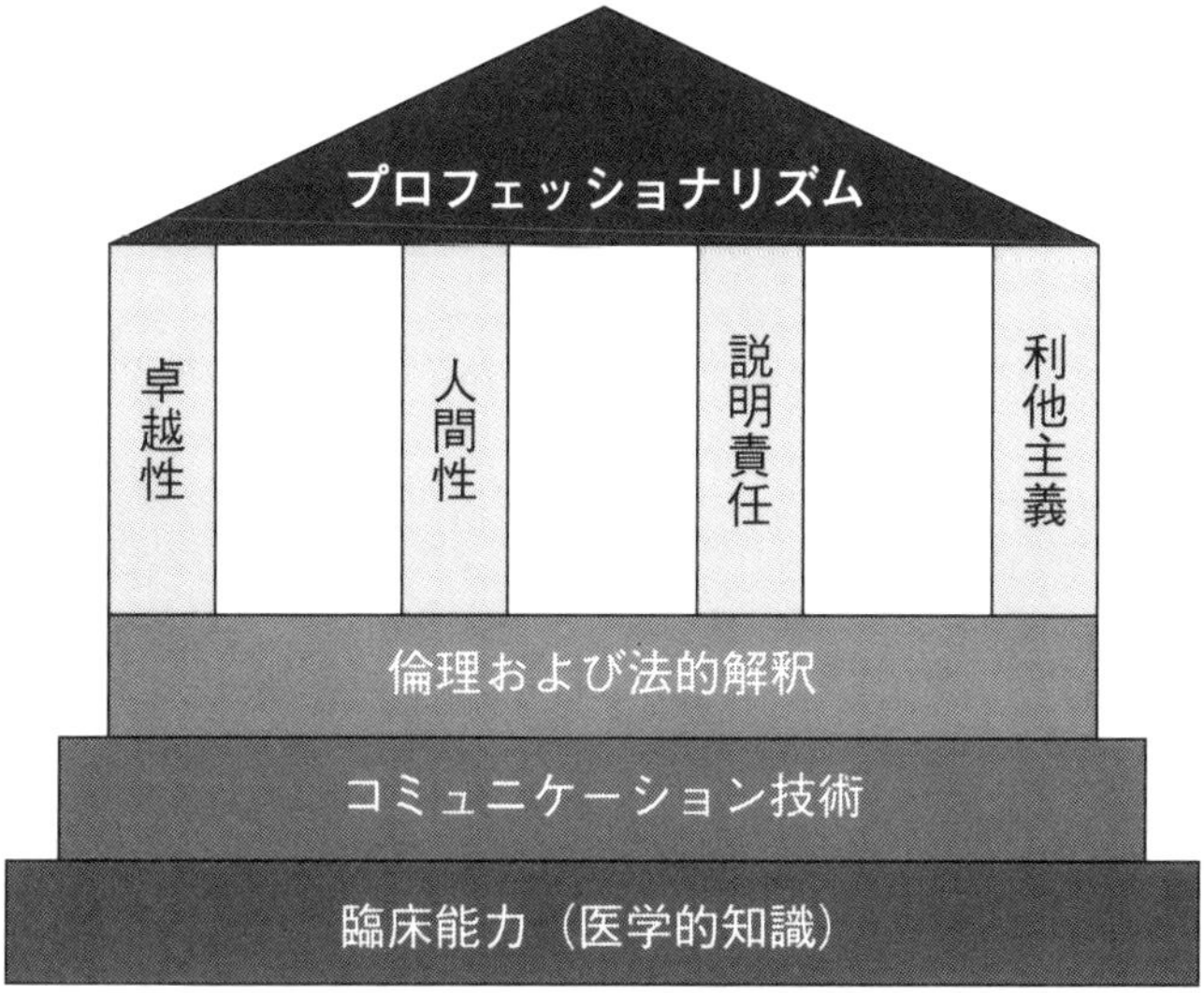

プロフェッショナリズムの定義

盤を通して示され、そのうえにプロフェッショナリズムの原則への希求とその賢明な適用、すなわち『卓越性《たくえつせい》』『人間性』『説明責任』『利他主義』が構築される」というものです（上図参照）。ここでは、医師という職業が、豊かな人間性を保《たも》ちながら、社会への説明責任を示しつつ、利他的（奉仕的）に、卓越した専門技術を行使する、ということが示されています。

「利他主義」って何だろう？

「利他主義（Altruism）」という言葉は聞き慣れない言葉だと思います。英語での「Altruism」は、「Egoism（利己主義）」の対義語として、「人間教」を創始した19世紀の社会学者オーギュスト・コント（Auguste Comte）が創作した造語です。利他主義における「利他的行為」とは「困っている状況にあると判断される他者を援助する行為で、自己の利益を主な目的としない」ということです。つまり、「自己のためではなく他者を援助しようとする態度や思いやりの心」ということであり、「共感」とも関連する概念と言えるでしょう。また「医は仁術」であると教えた日本の先達たちが「仁」という言葉で意味していたことも、西洋でいう「利他主義」に近い概念であったと思います。

ちなみに「利他」という言葉自体は仏教用語であり、本来、悟りを開いた釈迦《しゃか》が、梵天《ぼんてん》という神の要請を受け入れて（梵天勧請《かんじょう》）、皆の利益のために自分の悟りの経験を説《と》き示す活動を行ったことを意味していたそうです。その後、仏教が大乗仏教となって日本に伝わると、利他とは「自己を犠牲《ぎせい》にして他者を救おうとする仏の思い」であるということになり、自己犠牲の精神が含意《がんい》されるようになりました。

プロフェッショナリズムをどう教えるか

今、各大学においてプロフェッショナリズムの教育をいかに進めるかが議論になっています。しかし、これは医学教育の最も基礎の部分でありながら、最も難しい教育であると言えるでしょう。なぜなら、それは「態度教育」であるからです。知識や技能（スキル）については、授業や演習形式で教育することが可能です。しかし、態度の教育は一筋縄《ひとすじなわ》ではいきません。講義だけではなく、事例に基づく演習、実際の患者さんとの接触とその振り返りなど、さまざまな場面での教育機会を活用し、それを一貫性のある「プロフェッショナリズム教育」のカリキュラムとして統合していくことが必要です。また、態度教育の「評価」はもっと難しい課題です。単なる知識とは違い、ペーパーテストでは評価できないものだからです。

東京大学におけるプロフェッショナリズム教育はいまだ発展途上ですが、特色ある教育としてＰＢＬ（Problem Based Learning）形式で、医療倫理やプロフェッショナリズムを学ぶ演習を行っています。ＰＢＬとは「問題基盤型学習」のことで、具体的な事例に基づいて、チューターの指導のもと、学習者が自ら問題を発見し、関連する知識を学び、問題解決能力を養っていく学習法です。

東京大学のＰＢＬでは2年生を対象に、「脳死と臓器移植」「出生前診断」「研究不正」などをテーマとして、ロールプレイやディベートなどを通して、プロフェッショナリズムを涵養する教育を行っています。医学教育の早期の段階で、医師としての基本的な態度を深く考えさせることが重要だと考えています。

また、京都大学では「アンプロフェッショナルな学生の評価」を導入しています。「アンプロフェッショナル」とは、プロフェッショナリズムに欠ける態度や行動のことです。具体的には５・６年生の診療参加型臨床実習（患者さんに接する実習）で、教育者の目から見て、「学生の行動を臨床現場で観察していて、特に医療安全の面から、このままでは将来、患者の診療に関わらせることができないと考えられる学生」を評価し、対象となる学生を指導するというものです。

例として挙がっているケースは、「患者に失礼な態度をとり、クレームがきたことを伝えると

『あんな患者は来なくていい』と言い出した」「ナースステーション内でゲームをしていたので看護師が注意をすると『看護師のくせに』と逆ギレした」「インフルエンザに感染していることを隠して患者に接していた」などです。これらは実際の事例ではなく、報告事例を参考に作成したものですが、似たようなケースがごく一部の学生に認められるのも事実です。

各大学において、「プロフェッショナルな行動」や「アンプロフェッショナルな行動」を定義し、学生と教員に明示することで、改めてプロフェッショナリズム形成が医師の教育において重要であるという再認識にもつながると思います。

「対話型教育」の重要性

私個人は、プロフェッショナリズム教育のために、もっと「対話型教育」が必要であると考えています。例えば、学生や研修医が患者さんを診療する中で、実際に経験した意義深いイベントを振り返り、指導者と「対話」することで、内省《ないせい》を深めるといった教育方法があります。この方法は「SEA：Significant Event Analysis」と呼ばれるやり方で、意義深いイベントについて「なぜ意義深いのか」「なぜ起こったのか」「うまくいったこと」「うまくいかなかったこと」「どうすればよかったのか」「次への行動指針」などを指導者と振り返り、自分の経験を「言語化」し、「省察」を促《うなが》すやり方で、プロフェッショナリズムの形成につながる可能性が指摘されています。

誰しも、最初から完璧な医療者になれるわけではありません。私もいくつもの失敗を重ねてきましたし、未《いま》だにどうすれば良いのか迷うようなことばかりです。大事なのは、理想の医師を目指して常に努力し続ける姿勢、そこに向かって指導者や同僚と「対話」し続けることではないでしょうか。

参考文献

これからの時代に求められる医師とは

Sade RM, Stroud MR, Levine JH, Fleming GA: Criteria for selection of future physicians. *Annals of Surgery.* 201: 225, 1985

ウィリアム・オスラー（著）、日野原重明／仁木久恵（訳）：『平静の心――オスラー博士講演集　新訂増補版』医学書院、２００３年

Boudreau JD, Jagosh J, Slee R, Macdonald ME, Steinert Y.: Patients' perspectives on physicians' roles: implications for curricular reform. *Academic Medicine.* 83: 744–53, 2008

廣瀬政雄：「源流の医師像と世界の医学教育――わが国の医学教育の問題点を省みて――」鳴門教育大学研究紀要、27：３９０-４０４、２０１２

医学教育におけるコミュニケーション教育

斎藤清二：『はじめての医療面接――コミュニケーション技法とその学び方』医学書院、２０００年

飯島克巳：『外来でのコミュニケーション技法――診療に生かしたい問診・面接のコツ　第2版』日本医事新報社、２００６年

Ratanawongsa N, Castro M.: Association of Clinician Computer Use and Communication with Patients in Safety-Net

Clinics. *JAMA internal medicine*, 176(1): 125–8, 2015
Beckman HB, Frankel RM.: The effect of physician behavior on the collection of data. *Annals of Internal medicine*, 101(5): 692–6, 1984

「雑談力」と「ユーモア」を養う

吉岡泰夫、辛昭静：患者—医療者間コミュニケーション適切化のための医療ポライトネス・ストラテジー　社会言語科学、13(1)：35-47、２０１０
宇佐美久枝：ターミナルケアにおけるユーモアの必要性　椙山女学園大学看護学研究、１：33-37、２００９

患者が経験する「不確かさ」を理解する

Mishel MH: Uncertainty in Illness. *Journal of Nursing Scholarship*, 20(4): 225–32, 1988
川田智美、藤本桂子、小和田美由紀、神田清子：患者および家族の不確かさに関する研究内容の分析　北関東医学、62(2)：１７５-１８４、２０１２
牛山美穂：不確実性と主体的選択—アトピー性皮膚炎患者の事例から　文化人類学研究、16：60-81、２０１５
牛山美穂：『ステロイドと「患者の知」——アトピー性皮膚炎のエスノグラフィー』新曜社、２０１５年

「共感」を育む医学教育

片岡仁美：共感と医療について（エンパシースケールを中心に）　日本内科学会雑誌、１０１(7)：２０１３-２０１７、２０１２

Hojat M, et al.: The devil is in the third year: a longitudinal study of erosion of empathy in medical school. *Academic Medicine*, 84(9): 1182–91, 2009

Kataoka HU, et al.: Measurement of empathy among Japanese medical students: psychometrics and score differences by gender and level of medical education. *Academic Medicine*, 84(9): 1192–7, 2009

Hojat M, et al.: Physicians' empathy and clinical outcomes for diabetic patients. *Academic Medicine*, 86(3): 359–64, 2011

映画や演劇を使った医学教育

仁平成美、瀧澤利行：医学教育方法としての「シネメデュケーション（cinemeducation）」――その方法の系譜と課題――茨城大学教育学部紀要（教育科学）、65：３０７-３２２、２０１６

Alexander M, Hall MN, Pettice YJ: Cinemeducation: an innovative approach to teaching psychosocial medical care. *Family Medicine*, 26(7), 430–3, 1994

葛西龍樹：CINEMEDUCATION 家庭医療教育の新しい試み　家庭医療、５(1)：27-32、１９９７

浅井篤：『シネマの中の人間と医療――エシックス・シアターへの招待』医療文化社、２００６年

朝比奈崇介、岡崎研太郎、大橋健、他：糖尿病劇場（第1幕　入門編、第2幕　実践編）糖尿病、52 supple: 104, 2009

医師のプロフェッショナリズムとは

山本武志、河口明人：医療プロフェッショナリズム概念の検討　北海道大学大学院教育学研究院紀要、126：1-18、2016

野村英樹：プロフェッショナリズムの本質：利他主義と社会契約を理解する　日本内科学会雑誌、100（4）：1110-1120、2011

アーノルドL.、スターンD.T.：2．医療プロフェッショナリズムとは何か？『医療プロフェッショナリズムを測定する——効果的な医学教育を目指して』デヴィッド・トーマス・スターン（編著）、天野隆弘（監修）、慶應義塾大学出版会、2011年

Stark P, Roberts C, Newble D, Bax N: Discovering professionalism through guided reflection. *Medical Teacher*, 28(1): e25-e31, 2006

おわりに

先日、精神科訪問看護師Mさんの訪問に同行させていただく機会がありました。Mさんは精神疾患《しっかん》を持つ人の訪問看護においてオープンダイアローグを実践されています。

その日私たちが訪問したAさんは、とても小ぎれいな身なりをした、礼儀正しい一人暮らしの老紳士でした。部屋は公営住宅の一室で、狭《せま》いながらもきれいに片付いていました。私たちはダイニングテーブルを囲《かこ》んで座り、静かに対話は始まりました。その方はいわゆる「妄想《もうそう》」を持つ人で、その方の人生に何が起きたのか、なぜ入院や投薬がされたのかが話の中心でした。

対話が進むにつれて、不思議な感覚が私を襲《おそ》いました。Aさんを通して見た「世界の見え方」は「妄想」なのではなく、実はそちらのほうが正しくて、その他大勢の私たちの「世界の見え方」のほうが実は間違っているのではなかろうか、と。それは、優《すぐ》れた文学を読んでいるときに、一見奇妙《きみょう》に思える主人公の世界観に徐々に同化していき、世界の見え方が逆転してしまうような感覚に似ていました。自分の考えが「妄想」とされてしまう世界に投げ込まれ、自分の考えを自由に語ることもできない七十数年を生きてきたAさんの人生はどんなに困難だっただろうか……。

その後、私も自分が感じたことについて素直に語りました。自分の感じたことを言葉にすると、自分の視点が再び相対的な位置に戻るような感じがありました。しかしながら、「対話」の途中に感じた不思議な感覚は、これまでの医師としての診療経験においても、ほとんど感じたことがなかったように思います。このとき私が感じていた感覚は、いわゆる「共感」だったのかもしれません。

「対話」は人と人を根源的なところでつなげ、「共感」を生み出します。私が感じた「Aさんの視点が自分のもののように感じる感覚」、それは、「共感」の定義にほぼ合致します。しかし、よく考えてみると、「他者に共感すること」は簡単なことではありません。むしろ、不可能なようにも思えます。なぜなら、本当に「その人自身」でない限り、「その人自身」の経験をそのままに感じ、理解することは不可能だからです。

私はこれまで、さまざまな病《やま》いを抱《かか》えた患者たちと話をしながら、ずっとそのことを考え続けてきました。医師は、薬や治療法を使って患者の痛みや苦しみを癒《いや》すことはできる。しかし、病いを抱えて生きるその人の苦悩を、私はどこまで理解できているのだろうか、と。そして、他者と同じ痛みを感じるという意味において、真に「共感」することが不可能であるならば、他者に「共感」しようとする医療者のケアの行為にはどんな意味があるのだろうか、と。

哲学者のエマニュエル・レヴィナス（Emmanuel Levinas）は「私の存在」と「他者」につい

て深く考察した人です。彼は、「他者とは、常に自分の理解を超えたものである。こうした異質性、相違性、他者性こそが、対話を必要かつ可能にするものである」と述べています。つまり、「他者」の視点を「私」は完全に理解することはできない、だからこそ「他者」は「私」にとって「わからないもの」への無限の存在へと扉を開いてくれるもの、とレヴィナスは考えました。そして、この決して自分の理解におさまることのない「他者」へと橋をかけるように私たちが試みる行為こそが「対話」であり、その試みを決してあきらめることなく、「対話」を試み続けるその行為そのものに、大きな意味があると思うのです。

この「対話」という実践は、実にシンプルで素朴《そぼく》なものです。何の道具もテクノロジーも必要ありません。人と人がじっくりと膝をつきあわせ、互いに語り合い、聴き合うという行為なのです。しかしながら、世の中は、人工知能を使っていかに世界にイノベーションを起こすのか、テクノロジーでいかに医療や社会が革新的に変わるのか、といった方向にばかり突き進んでいるように思えます。

そんなものすごいスピードで変化する世の中で、「人」はどこに行ってしまうのだろうか。人の発する「生きた言葉」に、一体誰が耳を傾《かたむ》けてくれるのか。「対話」は失われつつあるのではないか。そんなふうに感じてしまいます。

私の問題意識は第2章の冒頭に書いたように「『話を聴いてもらえない』問題」に集約されて

います。現代社会において、人は人の話を聴かなくなったのです。コミュニケーション・テクノロジーは私たちの生活をとても便利なものにしてくれるかのように思えました。遠くに住む人とでも一瞬にしてメッセージを交わせるようになったからです。Eメール、SNS、スマートフォン、と私たちの生活にはテクノロジーを介したコミュニケーションツールで溢《あふ》れるようになりました。そのうち、私たちはそうしたオンラインでやりとりされる情報としての言葉のやりとりが、私たちの本当のコミュニケーションを代用してくれるばかりではなく、それですべて済んでしまうかのような錯覚《さっかく》を抱《いだ》いています。

こうして「生きた言葉」がやりとりされる「対話」は失われていったのです。医療現場における患者と医師のやりとりだけではなく、教育における教師と学習者の相互作用、地域の人々の間のあいさつやコミュニケーション、そうしたところで人間同士の「対話」が失われていき、人工知能やロボットを介《かい》したコミュニケーションに置き換わっていくとしたら……。私は、そうした世の中だからこそ、「対話」の重要性は強調しすぎることはないだろうと思っています。

「対話」が生まれるとき、そこには「他者」の話に真摯《しんし》に耳を傾けるという他者尊重の空間が生まれています。そして、自分の理解を超えた存在としての「他者」と、一期一会《いちごいちえ》の、決して再現されることのない一回性のコミュニケーション行為が行われています。ですから、「対話」が始まるとき、結末に何が待ち構《かま》えているのか、誰にもわかりません。ミハイル・バフチンは「対話が終わるとき、すべては終わる。したがって対話は、事実上、終わりえないし、終わるべきではない」と言います。確かに、彼が言うように「対話」には決して終わりというものはないのかもしれません。だからこそ、結末を知らない旅路に出発するときのように、「対話」はいつも希望をはらんでいますし、あらゆる可能性が開けている。そう思うのです。

最後に、この場を借りて、本書を執筆するにあたり御協力を賜《たまわ》りましたすべての方々に感謝の気持ちを表したいと思います。また、根気強く原稿を読んでくれ、さまざまな示唆《しさ》をくれた看護師である妻にも心から感謝したいと思います。

２０１７年１月吉日　隣家の欅《けやき》の大樹が見える自宅の書斎にて

孫《そん》　大輔《だいすけ》

著者略歴

家庭医、東京大学大学院医学系研究科医学教育国際研究センター講師。医学博士、看護学博士、医療者教育学修士。

一九七六年、佐賀県に生まれる。二〇〇〇年、東京大学医学部卒。腎臓内科、家庭医療を専門として病院勤務を続けた後、二〇一二年より現職。大学では主に医療コミュニケーション教育に従事。現在、教育・研究とともに、非常勤で家庭医としての診療を続けている。二〇一〇年より市民と医療者の対話の場「みんくるカフェ」を主宰。一般社団法人みんくるプロデュース代表理事。谷根千まちばの健康プロジェクト(まちけん)代表。

著書には『人材開発研究大全』(分担執筆、東京大学出版会)、『「ラーニングフルエイジング」とは何か——超高齢社会における学びの可能性』(分担執筆、ミネルヴァ書房)、また、毎日新聞で「くらしの明日：私の社会保障論」(二〇一六年～二〇一七年)を連載した。

対話《たいわ》する医療《いりょう》
——人間全体《にんげんぜんたい》を診《み》て癒《いや》すために

二〇一八年二月九日　第一刷発行

著者　孫大輔《そんだいすけ》
発行者　古屋信吾
発行所　株式会社さくら舎　http://www.sakurasha.com
東京都千代田区富士見一-二-一一　〒一〇二-〇〇七一
電話　営業　〇三-五二一一-六五三三　ＦＡＸ　〇三-五二一一-六四八一
編集　〇三-五二一一-六四八〇　振替　〇〇一九〇-八-四〇二〇六〇

装丁　石間　淳
イラスト　©Ingram Image/amanaimages
図版作成　朝日メディアインターナショナル株式会社
印刷・製本　中央精版印刷株式会社

ISBN978-4-86581-137-7